CURACIÓN CON LAS
SALES DE SCHÜSSLER

© Adolfo Pérez Agustí (2015-2020)
edicionesmasters@gmail.com

CURACIÓN CON LAS
SALES DE SCHÜSSLER

"Todo remedio bioquímico debe diluirse en la medida que no perturbe las funciones de las células sanas, pero que puedan corregirse los trastornos funcionales del organismo"
(W. H. Schüssler)

Confundidas con la Oligoterapia, pero guardando una relación íntima entre ambas, las sales del doctor Schüssler pueden suponer la resolución de muchas enfermedades crónicas, además de poder impedir las denominadas como funcionales, esto es, aquellas que todavía no se han somatizado y por ello pasan desapercibidas.
Su aplicación por los profesionales de la medicina natural no ha sido, sin embargo, tan intensa como se esperaba, esencialmente por el desconocimiento de su modo de acción; algo que este libro pretende solucionar. También es posible que no se las considere imprescindibles en el tratamiento de las enfermedades pues, a fin de cuentas, sus efectos no se perciben en los síntomas agudos.
¿Cuál sería, entonces, la mejor recomendación para que sean introducidas como una terapia imprescindible en el tratamiento de las enfermedades? A mi entender, las sales de Schüssler evitan que las enfermedades se hagan crónicas, con el daño orgánico que esta circunstancia provoca, ya que una vez que los tejidos u órganos están dañados, es difícil que puedan restaurarse en su totalidad.

CURACIÓN CON LAS
SALES DE SCHÜSSLER

CAPÍTULO 1

Descubrimiento y desarrollo

En el siglo XIX, el médico alemán Wilhelm Heinrich Schüssler (1821-1898), revolucionó el campo de la medicina al desarrollar, junto a otros especialistas, lo que hoy en día denominamos Bioquímica, la ciencia que estudia la composición y estructura química de los seres vivos y la dinámica de sus procesos metabólicos. Con su método publicado con el título *"Terapia abreviada, basada en la histología y patología celular"*, las investigaciones de Schüssler tenían como objetivo conseguir una terapia en la que no fuesen necesarios los innumerables remedios empleados en la homeopatía, pero basándose en sus principios. Pronto lo conseguiría, ya que descubrió que en los diferentes tejidos y órganos del ser humano predominan distintas sales minerales.

Por lo tanto, las sales típicas de un tejido podrían utilizarse también como medicamento en el caso de una enfermedad de ese tejido. Poco a poco fue creando este revolucionario método terapéutico basado en 12 sales minerales: las Sales de Schüssler.

Del mismo modo, el *Dr. Samuel Hahnemann*, creador de la homeopatía, descubrió experimentalmente junto con otros homeópatas, la utilidad de las sales inorgánicas para la recuperación de la salud. Sin embargo, este conocimiento no lo llegaron a precisar completamente, quizá por que no encontraron un efecto inmediato en la resolución de las enfermedades. Posteriormente, el Dr. Schüssler formalizó la investigación sobre 12 de estas sales, que hoy llevan su nombre.

Para Schüssler, a quien la química moderna debe el término de *Bioquímica*, en el cuerpo humano se dan de forma natural determinadas reacciones, como la respiración, los procesos metabólicos o la digestión, por ejemplo. La Bioquímica de Schüssler establece también que en la composición del organismo se encuentran 12 sales minerales, que además aportamos a través de la alimentación, y a partir de las cuales pueden elaborarse remedios que normalizan las funciones alteradas del cuerpo y que estimulan su capacidad de recuperación.

Dicho de otro modo, las sales que predominan en los órganos y tejidos del ser humano pueden utilizarse como medicamento en caso de que enfermen estos tejidos. Por citar un ejemplo podríamos decir que si para la formación, el crecimiento y desarrollo del tejido óseo hace falta, entre otras sales, el fosfato de calcio, éste resultará imprescindible para la recuperación en caso de rotura de un hueso, problemas de dentición en niños, incluso en dolores durante el proceso de dentición del lactante, así como de gran ayuda en el caso de osteoporosis.

Debido a su origen humilde y a la falta de recursos económicos, Schüssler inició sus estudios de medicina a los 31 años en Paris para trasladarse posteriormente a la universidad de Berlín y licenciarse en la de Geissen. A pesar de su formación como médico, cirujano y tocólogo, Schüssler se decantó por el pensamiento homeopático, lo que determinó que el descubrimiento de sus sales estuviera marcado por los principios fundamentales del descubridor de la Homeopatía, *Samuel Hahnemann* (1755-1834), basados en la similitud y la dilución infinitesimal.
A pesar de ello, el conflicto interno de Schüssler que le llevó varios años de estudio, era intentar encontrar un nuevo método de

tratamiento que, respetando sus principios, redujera a unos pocos los innumerables productos que utiliza la Homeopatía (más de 100 en sus comienzos, ahora más de 1000). Para ello Schüssler se propuso averiguar cuáles eran las sales minerales que se encuentran en el cuerpo, a parte de las que ya había descubierto Jacob Moleschott (quien descarta el vitalismo, manteniendo que la vida es un magnífico proceso metabólico y que el pensamiento no es más que el resultado de la actividad cerebral), por lo que se dedicó a analizar las cenizas de los cadáveres que procedían de los crematorios. Fue así como encontró que en los distintos órganos y tejidos del ser humano predominan distintas sales y que éstas pueden utilizarse como medicamento en caso de que enfermen estos tejidos.

Así pues, por ejemplo, si en el tejido muscular las sales predominantes son el fosfato de magnesio y el fosfato de potasio, Schüssler observó que ambas pueden utilizarse con éxito en caso de problemas de musculatura.

También los trabajos de Rudolf Virchow (quien estableció que la célula era la unidad fundamental de la vida), resultaron de utilidad para Schüssler, ya que dejaban claro que si la unidad de vida más pequeña del organismo era la célula, para sanar hay que empezar por ahí; por tanto hay que llevar las sales a las células enfermas. El problema estaba en cómo atravesar la membrana protectora que las rodea. Nuevamente los principios homeopáticos le ayudaron a resolver la cuestión: había que tratar la sal mediante múltiples diluciones de manera que la sustancia quedase tan finamente distribuida que pudiera entrar sin mayores problemas en cada célula individual. Según Schüssler, *Todo remedio debe diluirse en la medida que no perturbe las funciones de las células sanas, pero que puedan corregirse los trastornos funcionales existentes*". Junto a esto, Schüssler dio con otro importante hallazgo y era que, si las sales se encontraban en forma de polvo, se diluían en agua y se tomaban a pequeños sorbos, la mayor parte del producto se absorbía en la mucosa bucal antes de llegar al estómago, con lo que el ácido clorhídrico de éste no interfiere en el efecto de las sales curativas.

Con la obtención de la dilución homeopática de las sales minerales quedaron descubiertas las Sales de Schüssler, 12 importantes minerales que armonizan el metabolismo, a la vez que estimulan y regulan su capacidad autocurativa sin riesgos de efectos secundarios ni contraindicaciones de ningún tipo. Por fin Schüssler había conseguido su objetivo de tantos años: un nuevo método de tratamiento que, partiendo de la homeopatía, reducía a 12 los más de 1000 remedios que ésta utiliza. De ahí que Schüssler llamó a su método *"Terapia abreviada, basada en la histología y patología celular"*.

Tras la publicación en 1876 de sus trabajos de investigación demostrados con la práctica clínica, Schüssler revolucionó el campo de la medicina, lo que le supuso gran número de enemistades que ridiculizaron sus descubrimientos. A pesar de ello continuó completando y mejorando su método, al que llamó *"Bioquímica"*, término adoptado posteriormente por la química moderna. La *Bioquímica de Schüssler* establece que en el cuerpo humano se dan de forma natural determinadas reacciones (respiración, procesos metabólicos, digestión ...), y que en su composición se encuentran 12 sales minerales, que aportamos además con la alimentación, a partir de las cuales pueden elaborarse remedios que normalizan las funciones alteradas del organismo y que estimulan su capacidad de recuperación.
Las Sales de Schüssler son, pues, una gran ayuda para tratar de forma natural tanto afecciones crónicas como agudas, sea en niños, en adultos y en aquellos casos en los que por la situación particular del paciente, hay que renunciar a otro tipo de terapias.

El Dr. Schüssler también tuvo un gran interés en la Ley del Mínimo y la Ley de las Similitudes, aunque se dedicó con ahínco a la primera de ellas porque establecía que la pérdida de la salud es debida a la falta de ciertos minerales en las células. Estas insuficiencias solamente podían ser observadas en las cenizas de los cuerpos, por lo que analizó las cenizas de un gran número de personas que habían sido incineradas y descubrió que en todos los seres humanos siempre hay ausencia o deficiencia de dos sales bioquímicas, por lo menos.

Al investigar, Schüssler integraba expedientes clínicos de cada una de las personas cuyas cenizas analizaba. En ellos anotaba el nombre y fecha de nacimiento, así como las enfermedades que había padecido en el transcurso de su vida. La experimentación demostró que en los pacientes hay por lo menos la carencia de una sal fundamental o base y de otra secundaria o complementaria, lo que propicia sus enfermedades.

Como resultado de sus investigaciones, llegó a la conclusión de que si los tejidos no reciben de la sangre la cantidad adecuada de cada una de las 12 sales bioquímicas estudiadas, se altera el movimiento molecular de las sales en los tejidos y consecuentemente se desequilibra el funcionamiento de las células y su metabolismo, lo que produce los fenómenos conocidos como enfermedades. Schüssler siempre tuvo un gran interés en la Ley del Mínimo, la cuál establece que la pérdida de la salud es debida a la falta de ciertos minerales en las células.

Otro investigador, llamado Liebig (a quien debemos –para bien o para mal- los cubitos concentrados de carne o verduras), indicó que un organismo no es más fuerte que el eslabón más débil en su cadena ecológica. Liebig fue uno de los pioneros en el estudio del efecto de diversos factores sobre el crecimiento de las plantas. Descubrió, como saben los agricultores en la actualidad, que el rendimiento de las plantas suele estar limitado no sólo por los nutrientes necesarios en grandes cantidades, como el dióxido de carbono y el agua, que suelen abundar en el medio, sino por algunas materias primas como el cinc, por ejemplo, que se necesitan en cantidades diminutas, pero escasean en el suelo. La afirmación de Liebig de que *"el crecimiento de una planta depende de los nutrientes disponibles sólo en cantidades mínimas",* ha llegado a conocerse como "ley" del mínimo de Liebig.

Es importante destacar que este tipo de padecimientos son muy numerosos y frecuentes, y aunque aparentemente las enfermedades de esta naturaleza desaparecen, hasta que los tejidos no reciban nuevamente las sales que requieren, la enfermedad no queda resuelta.

Schüssler aseguró que *"...si en el curso de una enfermedad se retrasa la curación espontánea, entonces se deben administrar las sales minerales adecuadas, en forma molecular (potenciadas o dinamizadas). Estas moléculas pasan a la sangre a través de la mucosa bucal y desencadenan en el foco de la enfermedad un vivo movimiento molecular. De nuevo se pone en marcha el intercambio de substancias entre las células sanas y las enfermas, lo que hace que se produzca la curación..."*

El sistema terapéutico que desarrolló este brillante investigador, consiste en preparar 12 remedios, cada uno de los cuales contiene una sal inorgánica, reducida en unos casos a la potencia homeopática sexta decimal (6DH) y en otros a la tercera decimal (3DH), tamaños casi infinitesimales que facilitan la circulación y asimilación de las sales en las células y tejidos del organismo.

CAPÍTULO 2

Bioquímica

Por *bioquímica* (término acuñado por Schüssler) entendemos el estudio de las sustancias presentes en los organismos vivos y de las reacciones químicas en las que se basan los procesos vitales. Esta ciencia es ya una rama de la Química y de la Biología, por lo que no entendemos la razón por la cual su teoría de las sales minerales no ha alcanzado el mismo prestigio mundial.

El prefijo *bio-* procede de *bios,* término griego que significa "vida" y su objetivo principal es el conocimiento de la estructura y comportamiento de las moléculas biológicas, estos compuestos de carbono que forman las diversas partes de la célula y llevan a cabo las reacciones químicas que le permiten crecer, alimentarse, reproducirse, y usar y almacenar energía. En suma, la vida misma.

La célula contiene un gran número de moléculas y cada una de estas determina la reacción química en la que interviene y, por tanto, el papel que desempeña en los procesos vitales celulares. Los tipos más importantes de moléculas biológicas son los ácidos nucleicos, las proteínas, los hidratos de carbono y los lípidos.

Los ácidos nucleicos son responsables del almacén y transferencia de la información genética. Son moléculas grandes formadas por cadenas largas de unas subunidades llamadas bases, que se disponen según una secuencia exacta. Éstas, son "leídas" por otros componentes de las células y utilizadas como patrones para la fabricación de proteínas.

Las proteínas son moléculas grandes formadas por pequeñas subunidades denominadas aminoácidos. Utilizando sólo 20 aminoácidos distintos, la célula elabora miles de proteínas diferentes, cada una de las cuales desempeña una función altamente especializada. Las proteínas más interesantes para los bioquímicos son las enzimas, moléculas "trabajadoras" de las células. Estas enzimas actúan como promotores o catalizadores de las reacciones químicas; sin ellas no hay reacción.

Los hidratos de carbono son las moléculas energéticas básicas de la célula. Contienen proporciones aproximadamente iguales de carbono, hidrógeno y oxígeno. Las plantas verdes y algunas bacterias utilizan el proceso de la fotosíntesis para formar hidratos de carbono simples (azúcares) a partir de dióxido de carbono, agua y luz solar. Los animales, sin embargo, obtienen sus hidratos de carbono de los alimentos. Una vez que la célula posee hidratos de carbono, puede romperlos para obtener energía química o utilizarlos como base para producir otras moléculas.

Los lípidos son sustancias grasas que desempeñan diversos papeles en la célula. Algunos se almacenan para ser utilizados como combustible de alto valor energético, mientras que otros se emplean como componentes esenciales de la membrana celular.

Las células tienen también muchos otros tipos de moléculas. Estos compuestos desempeñan funciones muy diversas, como el transporte de energía desde una zona de la célula a otra, el aprovechamiento de la energía solar para conducir reacciones químicas, y como moléculas colaboradoras (cofactores) en las acciones enzimáticas. Todas éstas, y la misma célula, se hallan en un estado de variación constante. De hecho, una célula no puede mantenerse viva a menos que esté continuamente formando y rompiendo proteínas, hidratos de carbono y lípidos; reparando los ácidos nucleicos dañados y utilizando y almacenando energía. El conjunto de estos procesos activos y dependientes de la energía se denomina metabolismo.

El cuerpo utiliza energía para realizar actividades vitales y para mantenerse a una temperatura constante. En nutrición, la kilocaloría (kcal) se define como la energía calorífica necesaria para elevar la temperatura de 1 kilo de agua de 14,5 a 15,5 °C. Mediante el empleo del calorímetro, los científicos han podido determinar las cantidades de energía de los combustibles del cuerpo: hidratos de carbono, grasas y proteínas. Un gramo de hidrato de carbono puro o de proteína pura producen 4 calorías; 1 gramo de grasa pura produce unas 9 calorías. Los hidratos de carbono son el tipo de alimento más abundante en el mundo, mientras que las grasas son el combustible más concentrado y más fácil de almacenar. Si el cuerpo agota sus reservas de grasas e hidratos de carbono, puede utilizar directamente las proteínas de la dieta o descomponer su propio tejido proteico para generar combustible. El alcohol es también una fuente de energía que produce 7 calorías por gramo. Las células del cuerpo no pueden oxidar el alcohol, por lo que el hígado tiene que procesarlo para convertirlo en grasa, que luego se almacena en el mismo hígado o en el tejido adiposo. Esto ocasiona a largo plazo una sobrecarga hepática que le lleva a su destrucción.

¿Qué es una célula?

La célula es la unidad mínima de un organismo capaz de actuar de manera autónoma. Todos los organismos vivos están formados por células, y en general se acepta que ningún organismo es un ser vivo si no consta al menos de una. La biología estudia las células en función de su constitución molecular y la forma en que cooperan entre sí para constituir organismos muy complejos, como el ser humano.

Hay células de formas y tamaños muy variados. Algunas de las células bacterianas más pequeñas tienen forma cilíndrica de menos de una micra o µm (1 µm es igual a una millonésima de metro) de longitud. En el extremo opuesto se encuentran las células nerviosas, corpúsculos de forma compleja con numerosas prolongaciones delgadas que pueden alcanzar varios metros de longitud. Las células de los tejidos animales suelen ser compactas, entre 10 y 20 µm de diámetro y con una membrana superficial deformable y casi siempre muy plegada.

Pese a las muchas diferencias de aspecto y función, todas las células están envueltas en una membrana -llamada membrana plasmática- que encierra una sustancia rica en agua llamada citoplasma. En el interior de las células tienen lugar numerosas reacciones químicas que les permiten crecer, producir energía y eliminar residuos. El conjunto de estas reacciones se llama metabolismo.

Alteraciones celulares

Lesión celular

La célula tiene una extraordinaria capacidad de adaptación, pero cuando se sobrepasa esa capacidad surge la lesión celular que puede ser reversible o irreversible.

Causas de lesión
* Isquemia e hipoxia (carencia de oxígeno)
* Traumatismo
* Sustancias químicas (incluidos los medicamentos)
* Agentes infecciosos
* Variaciones térmicas (calefacción y aire acondicionado excesivos)
* Radiaciones ionizantes
* Agentes inmunológicos
* Alteraciones genéticas
* Desequilibrio nutricional

Adaptación celular

Ante diversos estímulos, la célula experimenta unos cambios que le sirven para adecuarse a la situación. Estos cambios son:

* *Atrofia:* disminución del tamaño del órgano por una deficiente estimulación (es lo que le ocurre por ejemplo a los músculos y huesos cuando un paciente está encamado un largo periodo de tiempo).
* *Hipertrofia:* situación contraria en la que aumenta el tamaño del órgano por sobreestimulación. Esta hipertrofia deriva de un aumento en el tamaño de las células que forman el tejido y no se

trata de un aumento de su número. La hipertrofia puede ser fisiológica (músculos de un atleta) o patológica, como ocurre en la hiperqueratosis, papilomas, miomas, etc.

• *Hiperplasia:* en este caso aumentan el número de células en el órgano y su tamaño, pudiendo ser el resultado de un proceso fisiológico hormonal (aumento del tamaño de las mamas durante la lactancia), fisiológico compensatorio (cuando se retira una sección del hígado) o de un proceso patológico (aumento del endometrio por estimulación hormonal excesiva derivada de la existencia de un tumor ovárico).

• *Metaplasia:* cambio de un tejido por otro. Es el resultado generalmente de una agresión, destacando la metaplasia de epitelio respiratorio por otro de tipo malpigiano en las personas fumadoras. El tejido epitelial cambia para adaptarse a la agresión que supone el humo, pero el riesgo estriba en que este tejido se hace mucho más susceptible de malignización.

Muerte Celular

Cuando todos los mecanismos de adaptación y de resistencia se han agotado, sobreviene la muerte celular y la célula puede morir de dos formas diferentes:

• *Necrosis:* se produce por lesión aguda de la célula en condiciones patológicas, es decir, derivada de alguna situación no fisiológica que produce la muerte celular. La necrosis se caracteriza por su violencia, ya que la célula se rompe al exterior liberando sustancias que son dañinas para el tejido que la rodea. Dependiendo del mecanismo lesional, existen varios tipos de necrosis:

1. Necrosis coagulativa: se produce a causa de una isquemia tisular que genera la coagulación de las proteínas intracelulares, haciéndola inviable (es lo que se produce por ejemplo en el infarto agudo de miocardio). La zona de necrosis es sustituida por tejido fibroso.

2.   Necrosis colicuativa: en este caso se produce una autolisis rápida que hace que la zona necrosada quede licuada. Es típico del sistema nervioso central.

3.   Necrosis grasa

4.   Traumática: no es habitual, y se produce por un traumatismo que sobrepasa la capacidad de adaptación celular.

5.   Enzimática: se produce cuando ciertas enzimas digestivas (lipasas, proteasas, etc.) se liberan al medio sin control, o se activan en un lugar no apto. Ocurre esto por ejemplo en las pancreatitis, donde el "estancamiento" producido por obstrucción del conducto de Wirsung hace que las enzimas digestivas pancreáticas se activen dentro de él.

6.   Necrosis caseificante: es la necrosis producida típicamente en la tuberculosis.

Apoptosis: muerte celular programada. En este caso una serie de acontecimientos fisiológicos o patológicos generan unos cambios bioquímicos en la célula y ésta "decide" su propia muerte, de una forma ordenada, disgregándose en pequeñas vesículas que serán fagocitadas por los macrófagos y sin mayor repercusión para el tejido en cuestión.

Consideraciones terapéuticas

"No hay hueso sin tierra de hueso, no hay cartílago sin sal de cartílago, no hay sangre sin hierro y no hay saliva sin cloruro de potasio".

El científico y fisiólogo neerlandés *Jacob Moleschott*, se centró en la importancia de las sales minerales para el funcionamiento de los seres humanos y animales. Según Moleschott, aquello que queda de la combustión de los tejidos muertos, es decir, las cenizas, darán forma a los nuevos tejidos vivos. También afirmó que *"La organización y la capacidad vital de los órganos están determinadas por la cantidad de componentes inorgánicos que necesitan."* Hay, pues, una enorme importancia en la relación que existe entre las sustancias inorgánicas y los componentes del organismo humano.

En noviembre del año 2000, y con motivo del IV Simposio Nacional, Herrn Günther Heepen impartió en Madrid un Seminario sobre Sales de Schüssler y su aplicación práctica en Pediatría. Günther Heepen (psicoterapeuta, presidente regional de la Sociedad Bioquímica Alemana) expuso en primer lugar los principios básicos de actuación de las sales de Schüssler, basados en la bioquímica y la fisiología del organismo. Repitiendo algunos postulados de Schüssler, insistió en que, si se mantiene la nutrición celular, la actividad celular es normal y no hay enfermedad. Ello se debe a que las células del cuerpo humano necesitan nutrirse de compuestos orgánicos complejos y de sustancias inorgánicas o sales minerales. La deficiencia de una sal mineral impide que las células asimilen y utilicen los compuestos orgánicos; por tanto, desde esta concepción el déficit de sales inorgánicas bien definidas y concretas son la causa última de la enfermedad. Y si la carencia causa la enfermedad, mediante el aporte de dichas sales minerales puede restablecerse la nutrición y el metabolismo celular y, con ello, la salud.

Son doce las sales inorgánicas o minerales, definidas como elementos nutritivos esenciales para las células, porque actúan como agentes funcionales fisiológicos del organismo. Se trata en definitiva de una terapia celular, en la cual el aporte de las sales desencadena un estímulo que capacita a las células para una mayor absorción de las sales inorgánicas contenidas en la alimentación.

El método terapéutico de Schüssler se basa en los procesos químico-fisiológicos desarrollados en el organismo. Como concepto básico de esta química se establece que cualquier expresión fisiológica, incluidas las facultades intelectuales y las motivaciones psíquicas, están íntimamente relacionadas con los cambios químicos dentro y fuera de las células del organismo.

Schüssler centró su terapéutica en solamente 12 sales minerales presentes en la sangre y los tejidos, denominadas agentes funcionales porque ejercen una determinada influencia sobre determinadas funciones orgánicas del cuerpo. Las células asimilan las sales en forma de iones que se disponen a ambos lados, dentro y fuera, de la membrana celular, preservando la vida celular mediante el intercambio de sustancias con el exterior.

Los trastornos moleculares de las células enfermas son restaurados por las moléculas de sales minerales de igual signo, procedimiento por el que se desactiva o anula la inhibición del intercambio célula-intersticio. Al tratarse de una terapia reactiva, la cantidad de sustancia necesaria es pequeña, aproximadamente equivalente a la concentración que se encuentra en la sangre y los tejidos.

CAPÍTULO 3

Beneficios básicos de las sales celulares de Schüessler

La experiencia clínica ha demostrado que las sales de células de Schüessler se pueden usar para una serie de afecciones y problemas y que los beneficios incluyen:

Compensa la falta de minerales en la célula.
Anima a las células a asimilar minerales de otras fuentes.
Fortalece el esmalte dental y es útil para dientes sensibles, tanto de forma crónica como aguda (por ejemplo, Calcarea fluorica)
Apoya el crecimiento y el desarrollo de los niños en crecimiento y también regula el metabolismo del calcio (por ejemplo, Calcanea phosphorica)
Aumenta la oxigenación y es un remedio adecuado para deportistas y corredores de maratón (p. Ej. Ferrum phosphoricum)

Posología y administración

El Dr. Schüssler observó que suministrando las sales en forma muy diluida a sus pacientes, éstos se protegían preventivamente o se aliviaban con mucha facilidad de sus alteraciones biológicas o enfermedades; lo cuál es lógico, puesto que cada una de las Sales Bioquímicas produce reacciones que le permiten al cuerpo realizar una serie de funciones vitales, por lo que cuando hay deficiencia de alguna de ellas, se propician los padecimientos.
Basándose en las leyes naturales de la Patología Celular, formuló una guía terapéutica notable por su sencillez, que consiste en el empleo de las 12 sales inorgánicas que son fundamentales para el funcionamiento adecuado de las células que constituyen el cuerpo humano.

Una de las ventajas esenciales es la absorción por vía sublingual, lo que facilita que cualquier persona, esté consciente o no, tenga la edad o enfermedad que tenga, pueda ser medicada con facilidad. Su entrada en el torrente sanguíneo es inmediata, la sustancia no sufre alteraciones por la acción de los jugos gástricos ni el hígado, y es asimilada de forma rápida por las células ansiosas de esa determinada sal.

Más de un siglo de experiencia intensiva, demuestra que estos remedios producen los resultados deseados y esperados rápidamente, que son inofensivos y muy frecuentemente originan curaciones que se consideran espontáneas.

Afortunadamente para los enfermos, estas sales no se clasifican como medicamentos, pues de otro modo habrían desaparecido entre las estanterías de las farmacias, más interesados en los medicamentos químicos que en los inocuos productos naturales. Consideradas como alimentos, como nutrientes (puesto que son integrantes del cuerpo humano), se pueden comprar en cualquier herboristería.

Contraindicaciones

Las concentraciones a las que se suministran las sales son extremadamente bajas, similares a su presencia en la sangre de una persona sana, por lo que no hay posibilidad nunca de sobredosis. Tampoco están contraindicadas unas con otras, pues sólo resuelven las deficiencias que el cuerpo pudiera tener de alguna sal. Por ejemplo, una persona con deficiencia de Kalium muriaticum puede tomar las 12 sales, pero sólo absorberá Kali Muriaticum y las otras las desechará. Tampoco tienen efectos de antagonismo o interacción al mezclarlas con medicamentos. Si se toman de forma preventiva, solamente se absorberán aquellas en las cuales exista déficit.

La pregunta podría ser: ¿No sería más eficaz tomar siempre las 12 sales juntas y que el organismo utilice aquella que, ciertamente, es la necesaria? Las experiencias hablan siempre de la mayor eficacia en seleccionar aquella sal ciertamente necesaria, algo que obviamente requiere un interrogatorio al paciente.

Parece ser que la ingestión simultánea de las 12 sales ocasiona con frecuencia bloqueos entre las necesarias y las otras, impidiendo una absorción total. Sería algo así como pretender comer en un solo día todos los nutrientes que vamos a necesitar en una semana. Si observamos las terapias nutricionales en los hospitales cuando llega una persona fuertemente desnutrida, veremos que se confirma esta conclusión: hay que administrar los nutrientes lentamente y de forma escalonada.

No obstante, hay numerosas enfermedades que responden bien a la administración de las 12 sales juntas, como son el cáncer, las caquexias, la anorexia, los politraumatismos, y cualquier otra en las cuales se requiera la acción conjunta por estar el organismo al borde del colapso.

Utilización

Las sales se toman diluidas en agua, como comprimidos disgregables o en glóbulo inerte de uso homeopático (gránulo).

- Si se toman en agua, debe agregarse 5 gotas de cada sal que se desee consumir en 1 centímetro de agua, de preferencia a temperatura ambiente.
- Si se toman en gránulos, suelen recomendarse 5 juntos disueltos debajo de la lengua.
- Los comprimidos se toman en grupos de 6, varias veces al día, igualmente en absorción sublingual.

Es mejor tomarlas alejadas de los alimentos, al menos con 30 minutos de separación, ya que la presencia de los jugos gástricos o las enzimas, pueden alterar su absorción y utilidad.

Esto en cuanto a las de absorción gástrica, puesto que aquellas presentaciones que se disuelven en la boca no requieren ese margen, aunque en estos casos se recomienda que no se tomen inmediatamente después de haberse lavado los dientes con pasta de dientes aromatizada, tal y como se recomienda en la homeopatía.

Parece ser que ciertos aromas cierran los poros de la mucosa bucal, impidiendo así la absorción de la sal.

Frecuencia

Si se necesita tomar más de una suele aconsejarse alternarlas diariamente y pocas veces el empleo simultáneo. Se recomienda evitar la ingesta de estimulantes fuertes (tabaco, alcohol, café, alimentos muy condimentados, picantes…,), así como distanciar los enjuagues bucales de las tomas, para no restar eficacia a las sales. Dejar disolver los comprimidos lentamente en la boca, sin ningún líquido adicional, para una mejor absorción mucosa. Los tratamientos deben mantenerse durante un largo plazo, hasta el restablecimiento del equilibrio bioquímico, dependiendo la rapidez para conseguir una mejoría total o parcial de la intensidad de la alteración, del estado físico general y de la constitución psíquica. En el caso de los niños se debe triturar o disolver los comprimidos en agua, sin utilizar cucharas metálicas.

En cualquiera de los dos casos (gránulos o agua), normalmente se toman 2 ó 3 veces al día, aunque en los casos agudos, o cuando empieza la enfermedad, pueden tomarse mucho más frecuentemente, incluso cada 15 minutos. Para afecciones crónicas basta una dosis al día o dos veces en semana. Como vemos, la posología es similar a la homeopatía.

Deben de tomarse continuamente hasta recuperar la salud, sin olvidar que el organismo puede tener una carencia crónica de una o más sales, lo que obligaría a tomarla como complemento varias veces al año. De cualquier modo, su consumo siempre es más barato que cualquier medicamento y, por supuesto, mucho más inocuo y eficaz.

CAPÍTULO 4

Las sales y su relación con la astrología

Dentro del sistema bioquímico propuesto por el Dr. Schüssler, se ha encontrado una relación directa entre cada una de las doce sales y los doce signos del zodiaco.

Cuando a una persona le preguntamos *"¿Cual es tu signo?"*, realmente nos referimos al signo solar, es decir, el signo en el cual estaba el sol en el momento del nacimiento de esa persona. Por ejemplo, una persona nacida el 29 de marzo, tendría signo solar Aries, pues nació entre el 21 de marzo y el 20 de abril.

Dicha persona probablemente tenga deficiencia de Kalium phosphoricum, que es la sal correspondiente al signo Aries. A cada signo del zodiaco le corresponde una sal, pero que una persona tenga cierto signo, no implica que sólo necesite la sal de su signo, pues es posible que necesite de otras sales, o de sales que no corresponden a su signo, o de ninguna sal en especial.

Por ejemplo, esa misma persona de signo Aries puede tener problemas respiratorios, por lo que necesita de Kalium muriaticum y de Ferrum phosphoricum, y quizá no necesite de Kalium phosphoricum. Sin embargo, siempre es recomendable administrar junto con las sales específicas que corresponden a la enfermedad que se quiere curar, la sal que corresponde al signo de la persona enferma.

Las 12 esencias del Dr. Edward Bach, junto con las sales del Dr. Schüssler, y su interrelación con los signos del zodiaco.

ARIES

Kalium phosphoricum
Impatiens
Cabeza, cerebro, musculatura motriz, vista.

TAURO

Natrium sulphuricum
Genciana
Maxilar inferior, oídos, garganta, cervicales, faringe, amígdalas, tiroides, nuca, retención de líquido, voz ronca en mujeres.

GÉMINIS

Kalium muriaticum
Cerato, Polianthus
Aparato respiratorio, bronquios, brazos, manos, espalda, clavícula, músculos correspondientes, sistema periférico, especialmente tacto.

CÁNCER

Calcárea Fluorica
Clematis, Chicory
Busto, pecho, senos, hígado y región epigástrica, pulmones, aparato digestivo, acidez, varices.

LEO

Magnesia phosphorica
Verbena
Corazón, aorta, coronarias, espina dorsal, vértebras dorsales, médula espinal, centros nerviosos superiores, calambres de piernas y brazos.

VIRGO

Kalium Sulphuricum
Centaura
Vientre, abdomen, intestino delgado, vesícula biliar, bazo, sistema nervioso simpático.

LIBRA

Natrium Phosphoricum

Scleranthus

Sistema venoso en general, riñones, suprarrenales, región lumbar, genitales internos, sistema vasomotor, balance de ácidos en los fluidos.

ESCORPIO

Calcárea Sulphurica

Chicory

Genitales externos, aparato urinario (junto con Libra), ano, recto, nariz, olfato, espermatozoides, acidez, gastritis (junto con Calc. Phos.)

SAGITARIO

Silicea

Agrimony

Caderas, muslos, sacro, cóccix, iliaco, músculos aferentes, vías respiratorias, sistema nervioso, sistema vasomotor, sistema arterial.

CAPRICORNIO

Calcárea Phosphorica

Agua de roca, Mímulus

Esqueleto, huesos, rodillas, uñas, piel, articulaciones en general, dientes, cápsulas sinoviales.

ACUARIO

Natrium muriaticum

Agua de violeta

Circulación de la sangre, centros medulares, médula, sistema nervioso, piernas, pantorrillas, tobillos, varices.

PISCIS

Ferrum phosphoricum

Agua de roca, Panicum, Clematis

Pies, mucosidades, aparato glandular, vasos linfáticos.

Para problemas agudos las Sales se utilizan a la 3D o a la 6D.
Para enfermedades crónicas a la 12D.
La preparación se debe hacer en tabletas, por trituración, pues debe haber aporte de sustancia, no sólo la energía.
Las 12 juntas constituyen un poderoso reconstituyente.
Se deben de tomar durante unos 40/50 días.

CAPÍTULO 5

Características de cada sal

SAL NÚMERO 1

CALCÁREA FLUORICA o Calcium Fluoratum
Fluoruro cálcico, CF

La encontramos en las células del tejido conjuntivo y fibroso, en el periostio, los tendones, el cristalino y la piel.

Actúa sobre todos los tejidos de sostén, especialmente los ligamentos, el esmalte dentario y la médula ósea. Mantiene la elasticidad de los tejidos. Actúa también en las fibras elásticas, membranas óseas y glándulas endocrinas.

Esta sal mineral es importante constituyente de las uñas, huesos, y su carencia provoca retraso en el desarrollo óseo, flojedad ligamentosa, varices y hemorroides. Presente en esmalte dental, huesos, células epidérmicas y tejido conjuntivo, produce un efecto de sostén y reabsorción de induraciones (endurecimientos) vasculares.

Su acción fundamental se desarrolla en el Sistema retículo-endotelial, teniendo actividad sobre todas las fibras del organismo.

Particularmente útil en la prevención y tratamiento de los estados de ptosis (prolapsos) de órganos abdominales y de la pérdida de tono de los vasos sanguíneos y linfáticos; es importante en el tratamiento de los tumores vasculares y para evitar la metástasis de los tumores una vez tratados.

Su acción más visible está en la corrección de los estados debilitados de huesos y dientes, donde puede evitar y tratar la caries dental, las deformidades en el crecimiento de los dientes y en la calidad de los mismos. En los huesos, evita las deformidades debidas a desequilibrios del calcio y el flúor; trata los tumores óseos y los fibromas en cualquier estado.

Su carencia produce hemorragias uterinas y ausencia de dolores durante el parto.

La contienen en cantidades importantes el albaricoque, tomate, trigo, uvas, arroz, cebada, patatas, espárragos, espinacas y el té.

ESPECIALIDAD

Circulatorio, digestivo, odontología, traumatología, reumatología, ginecología.

TIPOLOGÍA

Cara asimétrica.

Dientes mal colocados.

Piel dura y agrietada

Cansancio y falta de fuerzas sobre todo por las mañanas.

Ptosis (caída) mamaria, intestinal o parpadeal.

Articulaciones laxas: las luxaciones y los esguinces se producen con facilidad.

Psicología: Persona inquieta, le cuesta tomar decisiones. Desorientada.

MODALIDADES

EMPEORA: Tiempo frío y húmedo, niebla.

Hipersensibilidad al tiempo nublado.

Empeoramiento por reposo.

Con el descanso.

MEJORA: Con el movimiento, aire fresco y calor.

OTROS SÍNTOMAS:

Mucosidad espesa o grumosa de color amarillo verdoso.

Lengua con aspecto de mapa y con grietas.

INDICACIONES

Sangre y aparato circulatorio:
Alteraciones circulatorias, venas varicosas, hemorroides.
Insuficiencia venosa.
Fístulas con secreción de pus amarillo.
Aneurismas, dilatación cardiaca, cardiopatías valvulares.
Puede reabsorber depósitos fibrosos y restablecer la normalidad del endocardio.
Indicada en pérdida elástica vascular (hemorroides, varices, arteriosclerosis...).
Dilatación cardiaca con palpitaciones.

Piel y anexos:
Úlceras de piel con los bordes duros y callosos.
Úlceras en los labios y la comisura de la boca.
Manos agrietadas.
Fisura anal.
Úlceras varicosas de larga duración.
Eczema escamoso.
Uñeros y panadizos.

Ojos:
Conjuntivitis.
Dolor en los globos oculares.
Cataratas.
Ceguera parcial u obscurecimiento momentáneo.

ORL:
Catarro nasal copioso y de mal olor.
Vegetaciones.
Hinchazón de la lengua.
Dientes flojos en la encía.
Difteria.
Ardor en la garganta.
Sequedad de garganta.

Aparato reproductor:

Nódulos indurados en los testículos.
Prolapso uterino.
Después del parto ayuda a dar solidez al abdomen y a los senos.
Fibroma uterino.
Destilación de líquido seminal.
Hidrocele.
Hidropesía testicular.

Riñón y vías urinarias:
Prolapso de vejiga.
Orina abundante con urgencia frecuente.
Orina de fuerte olor.

Alteraciones psicológicas:
Gran temor a la pobreza, a la ruina.
Avaricia, extrema preocupación por asuntos financieros.
Deprimido, triste y descorazonado.
Tiene dificultad en tomar decisiones.
Sueños de ladrones.

Sistema digestivo:
Gases.
Diarrea en la gota.
Vómitos de alimentos sin digerir.
Hipo.
Flatulencia.
Hemorroides sangrantes.

Sistema óseo y articular:
Irregularidad en el crecimiento y deformaciones óseas.
Hernia de disco vertebral.
Lumbago.
Lupus.
Reumatismo.
Crujidos articulares.
Tumor de los huesos.

Laxitud tisular: esguinces y luxaciones de repetición.
Dolores lancinantes bajo la séptima costilla, a la derecha.
Lesiones discales.
Raquitismo, induración tisular y glandular, falta de sostén corporal
o debilidad postural.

Piel:
Envejecimiento cutáneo.

Aparato respiratorio:
Cosquilleo y carraspera en la laringe.
Sensación de cuerpo extraño en la laringe.
Tos con expulsión de pequeños trozos.
Respiración difícil.

Otros:
Cáncer.
Deficiencias del esmalte dentario.
Fibrosis glandular.
Raquitismo, osteoporosis y tobillos frágiles.
Debilidad conjuntiva: descenso de órganos (ptosis).
Cicatrices problemáticas.
Fibromas.
Inflamación nudosa de la glándula mamaria.
Sífilis.
Tumores glandulares indurados.
Retroceso de las encías, cataratas y visión borrosa.
Previene daños en la dentadura.
Ronquera después de leer en voz alta.
Adenopatías cervicales duras como piedras; lumbago crónico.
Úlceras en el cuello cabelludo.
Cicatrices y adherencias postoperatorias.

OBSERVACIONES
Su carencia ocasiona dificultad para la síntesis de fibras elásticas.

Remedio importantísimo para el tejido conjuntivo y para las fibras elásticas.

El sistema retículo-endotelial.

Los dientes.

La piel.

Favorece la retención de calcio por los huesos.

Reblandece y facilita la reabsorción de los tejidos endurecidos.

SAL NÚMERO 2

CALCÁREA PHOSPHORICA o Calcium Phosphoricum
Fosfato de calcio, CP

Es la sal más abundante del organismo, con función plástica (síntesis proteica) sobre todos los tejidos, en los que fortalece su estructura ósea, además de actuar sobre las membranas celulares limitantes. Debe tomarse en períodos largos.

Parte integrante de todos nuestros tejidos, se encuentra en los glóbulos rojos y el plasma sanguíneo; abunda en los huesos y en los dientes, también en la saliva y el jugo gástrico. Su uso es indispensable en el embarazo y el crecimiento.

Tiene afinidad con la albúmina, siendo igualmente importante para la formación de los tejidos blandos y la reconstrucción de nuevos tejidos.

Contribuye esencialmente a la formación del callo óseo en caso de fracturas, en el crecimiento y el desarrollo glandular.

Restaura a nivel general el organismo después de enfermedades agudas, estimulando igualmente la formación de glóbulos blancos.

En las enfermedades crónicas y degenerativas detiene el proceso destructor y puede hacerlo reversible.

De especial interés en la vejez, pues regenera el tejido nervioso, la piel y los huesos.

Útil en mujeres jóvenes debilitadas por embarazos repetidos. Esencial para los riñones, para la coagulación de la sangre y para que las articulaciones estén limpias.

Por su radical fosfórico forma parte de todas las células orgánicas, llegando a ser imprescindible en la producción de energía, la renovación de las células sanguíneas, la salud del sistema nervioso y todo el sistema óseo.

Su carencia provoca alteraciones en el desarrollo intelectual, debilidad muscular y retraso en el desarrollo óseo.

Todas las enfermedades óseas. Nutrición defectuosa.

Se encuentra en las cerezas, los albaricoques, las ciruelas, los dátiles, las fresas, la naranja, la pera, el limón, las uvas, las nueces y los plátanos. También en las alcachofas, el apio, el arroz, los cereales, las castañas, las cebollas, los champiñones, los espárragos, las espinacas, los nabos y las coles.

ESPECIALIDAD
Traumatología, circulatorio, pediatría.

TIPOLOGÍA
Cara pálida.
Debilidad de la columna vertebral.
Vientre flojo y caído.
Osamenta débil, brazos y piernas débiles.
Ausencia de apetito.
Niños con retraso en el cierre de las fontanelas. Niños que crecen demasiado rápidamente y les duelen los huesos.
Sujetos delgados y espigados.
Tez y ojos oscuros.
Vientre hundido, blando.
Osificación débil. Debilidad en brazos y piernas. Vientre flojo y caído.
Avidez por alimentos ahumados.
Dolores de crecimiento.

Psicología: Dificultad intelectual con mala memoria.

Ansioso y nervioso.
Muy sociables en su ambiente, impresionables y temerosos.

MODALIDADES

APETENCIA: Comidas picantes y fuertes.
Alimentos ahumados.
De sal y carnes.
EMPEORA: Tiempo húmedo y frío.
Por la noche y en reposo excesivo.
Con el movimiento.
MEJORA: Al tumbarse. Mejoría con calor seco
OTROS SÍNTOMAS: Lengua hinchada, entumecida, blanca con granos en la punta.
Mucosidad blanca con estrías de sangre. Transpiración y frialdad general.

INDICACIONES

Sangre y aparato circulatorio:
Hematopoyesis insuficiente, anemia simple.
Hemorragias frecuentes.
Sabañones.
Calambres, principalmente por mala circulación.
Manos y miembros siempre fríos.

Ojos:
Cataratas.
Sequedad de ojos.
Fotofobia.
Úlceras en la córnea.
Ambliopía.

ORL:
Dolor de oídos con síntomas reumáticos.
Punta de la nariz fría.

Pólipos nasales.
Epistaxis.
Hinchazón de las glándulas parótidas.
Gusto desagradable por las mañanas.
Labio superior hinchado y doloroso.
Lengua hinchada y con saburra blanca.
Caída prematura de los dientes.
Dolor de muelas que empeora por la noche.
Encías dolorosas e inflamadas.
Ronquera continua con ardor.
Hipertrofia amigdalar.

Piel y anexos:
Piel fría y seca, con arrugas.
Picazón.
Eccema con costras.
Herpes.
Lupus
Prurito vaginal en las ancianas.
Acné rosácea.
Pecas.

Sistema nervioso:
Vértigo en los ancianos.
Dolor de cabeza con sensación de frío en ella.
Sensación de hielo en el occipucio.
Neuralgias que comienzan de noche.
Parálisis reumática.
Temblor en los miembros.
Convulsiones en la dentición.
Espasmos de toda clase.
Epilepsia.

Aparato respiratorio:
Asma, infecciones respiratorias reiteradas.
Amígdalas hipertrofiadas.

Suspiros involuntarios.
Tos con expectoración no acuosa.
Esternón y clavículas doloridas.
Dificultad para respirar profundamente.
Esfuerzos para aclarar la voz.
Tos crónica.
Sudor profundo en cabeza y cuello.
Tos sofocante que mejora al acostarse.
Espasmo de la glotis.

Niños:
Niños vivos, huraños, de mal humor.
Alteraciones del apetito en los bebés, maman continuamente.
La leche materna tiene mal gusto para el bebé; rechaza el pecho.
Niños adelgazados, flácidos y pequeños.
Retraso en la dentición con encías inflamadas.
Niños gritones. Cólera infantil.
Ansiedad en niños y bebés sobre todo al ser levantados de la cama.
Otitis crónica en los niños con aumento de los ganglios del cuello.

Alteraciones psicológicas:
Deseos de viajar; siempre quiere ir a alguna parte.
Dificultad para pensar y comprender.
Cretinismo.
Trastornos por penas y tristezas; amor no correspondido.
Trastornos por ira, lo agrava el consuelo.
Equivoca palabras al escribir o las escribe dos veces.
Trastornos del sueño.
Humor inestable, con gran cantidad de ideas que le impiden concentrarse.
Ansiedad mental con agitación.

Sistema digestivo:
Hiposecreción ácida del estomago.
Diarrea.
Alteración en la digestión: nutrición defectuosa, mala asimilación,

flatulencia.
Apetito excesivo con adelgazamiento.
Falta de apetito antes y durante la menstruación.
Deposiciones verdes, viscosas, que salpican, acompañadas de muchos gases fétidos.
Deseo de tocino, jamón y grasas saturadas.
Flatulencia.
Sensación de tener el abdomen hundido.
Dolor después de comer.
En ayunas, el dolor se extiende a la columna.
Vómitos después de beber agua fría.
Los lactantes vomitan después de mamar.
Cólicos con diarreas verdes.
Diarrea agravada por la fruta.
Hernia abdominal.
Fístula anal.
Dolor en la parte inferior del sacro que se agudiza al defecar.

Sistema reproductor:
Dolor ardiente en las mamas.
Mala calidad de la leche mamaria.
Debilidad extrema después del parto.
Gonorrea.
Hinchazón de los testículos y escroto.
Hidrocele.
Prolapso uterino.
Pulsaciones en los genitales femeninos con deseos de coito.
Ninfomanía agravada antes del periodo menstrual.
Leucorrea.
Amenorrea o anticipación del periodo en jóvenes.

Sistema óseo y articular:
Fracturas óseas de consolidación lenta. Raquitismo. Dolores del crecimiento.

Crecimiento muy rápido en los niños magros y escrofulosos que no se pueden sostener de pie o tienen dificultades para caminar.
Coxalgia.
Raquitismo.
Huesos pequeños y débiles.
Fontanelas que permanecen abiertas durante mucho tiempo.
Columna vertebral débil que se encorva con facilidad.
Soldadura epifisaria retardada.
Cicatrización de fracturas, raquitismo, fontanelas abiertas.
Dolor reumático y rigidez de la nuca.
La sal más importante durante el embarazo. La piden todos los tejidos ávidamente, principalmente los huesos.

Otros:
Convalecencia.
Ojos resecos e inflamados. Fotofobia.
Amenorrea.
Cefalea.
Dentición.
Alzheimer.
Amamantamiento prolongado, perdida de líquidos, diarreas.
Hidrocefalia crónica, cabeza muy grande; sensación de tener agua fría en la cabeza.
Dolor de cabeza durante las denticiones.
Dolor en los ojos, fotofobia, estrabismo, cataratas.
Ruidos en los oídos, peor después de defecar.
Caries prematuras, los dientes se desmenuzan.
Copiosos sudores nocturnos, más en la cabeza.
Leucorrea y menstruación precoz.
Somnolencia.

SIGNO DEL ZODIACO
Capricornio.

OBSERVACIONES
Es el remedio del tejido óseo y dental: Construye y solidifica los

huesos y dientes.

Regenera los tejidos después de las enfermedades.

Regula el crecimiento celular y las secreciones glandulares.

Actúa sobre las serosas, estabilizando la función celular

SAL NÚMERO 3

FERRUM PHOSPHORICUM o Ferrum Phos
Fosfato de hierro, FP

Elemento esencial en la sangre y la hemoglobina, interviniendo de manera decisiva en la oxigenación tisular, en la maduración de las células del bazo y la médula ósea, ayudando, además, al transporte del oxígeno a través de la sangre.

Lo encontramos en los músculos, la sangre y los órganos hematopoyéticos.

Su carencia produce anemia ferropénica, amigdalitis de repetición, debilidad muscular, dientes transparentes, vasodilatación, plétora sanguínea y hemorragias, principalmente nasales. Paradójicamente, su exceso también produce hemorragias diversas. El hierro ayuda a fijar el oxígeno en la sangre, ya que hace posible la unión de las moléculas de oxígeno a los glóbulos rojos. El fosfato de hierro participa en la obtención de energía en las células, en la tensión de los vasos sanguíneos y en el riego sanguíneo. Ayuda a absorber mejor los alimentos y a eliminar las toxinas

Imprescindible en la síntesis de hemoglobina de la que forma ¾ partes del total, se encuentra en todas las células, interviene en múltiples procesos enzimáticos, tiene un papel en la inmunidad.

Mejora la absorción y distribución de alimentos a los lugares donde se necesita ej.: lleva mayor cantidad de nutrientes al bazo en caso de enfriamiento, lugar donde se fabrican los fagocitos – encargados de destruir a los agentes patógenos-. Cuantos más nutrientes llegan a la célula, más energía puede quemarse. Mejora la memoria, la concentración, la circulación.

Aumenta las defensas (cuando la persona se enfría con frecuencia).

Estimula la eliminación de sustancias tóxicas. Refuerzo en diarreas e inflamaciones de mucosa gástrica.

Su principal indicación es la congestión, dolor, fiebre en su primera etapa antes de que aparezca cualquier exudado.

Desarreglos e inflamaciones febriles, al comienzo, especialmente antes de la exudación.

Aumento de desarrollo corporal y regulación de la acción intestinal.

Dolores que empeoran con el movimiento y se alivian con el frío.

Hemorragias y heridas.

Los alimentos más ricos en hierro son los berros, las carnes rojas, las espinacas, el hígado de mamíferos, las legumbres, los cereales y el pescado. La espirulina tiene 5.000 veces más hierro que la espinaca.

La ingesta masiva de hierro conduce más rápido a la anemia.

ESPECIALIDAD
Circulatorio, neurología, reumatología, psicología

TIPOLOGÍA
Individuo débil, anémico, pálido.
Coloración oscura alrededor de los ojos.
Tendencia a la congestión al irritarse psíquicamente.
Modorra con gran flujo de ideas que pasan de agradables a desagradables; depresión mental y física.
Cefalea martilleante; mareos por congestión cefálica; cabeza caliente; cara roja y caliente; oleadas de calor y vómitos.
Dolor del cuero cabelludo.
Principal remedio en dolor de cabeza en los niños.

MODALIDADES

EMPEORA: Con el movimiento.
Peor de noche, especialmente de las 4 a las 6 horas.
Con el tacto, las sacudidas, por beber café, té, pasteles.

Lateralidad derecha.
La leche le hace daño.
Con el calor solar.
MEJORA: Con el frío.
Desea licores y excitantes.
Con el sueño.
OTROS SÍNTOMAS: Garganta seca, roja e inflamada.
Lengua roja e hinchada.
Membranas mucosas resecas, irritadas e inflamadas.

INDICACIONES
Sangre y aparato circulatorio:
Mala circulación sanguínea, epistaxis.
Anemia.
Tendencia a las hemorragias con sangre de color rojo vivo.
Influye en el tono-tensión de los vasos sanguíneos, mejorando el riego sanguíneo.
Pies y manos fríos.
Concentración y memoria alteradas.
Pericarditis y endocarditis.
Palpitaciones cardiacas.

Sistema nervioso:
Dolor de magulladura.
Dolor como si se tuviera un clavo en un ojo.
Dolor pulsativo.
Dolor de cabeza con vómitos de alimentos sin digerir.
Cabello hipersensible al tacto.

Ojos:
Ojos inflamados.
Dolor en el globo ocular.
Retinitis.
Arenilla en los párpados.

ORL:
Sensibilidad extrema al ruido.
Latidos y calor en los oídos.
Primer periodo de la otitis.
Zumbidos de oídos.
Predisposición a enfriarse.
Epistaxis infantil.
Encías calientes e inflamadas.
Inflamación de la lengua.
Dolor de muelas con mejillas calientes.
Amigdalitis.
Garganta ulcerada.
Abscesos faríngeos.
Garganta dolorida en los cantantes.

Alteraciones psicológicas:
Indiferencia por las ocupaciones habituales.
Magnifica los problemas menores.
Falta de valor y esperanza.
Manías y monomanías.
Vértigos por congestión.
Malestar y cansancio.
Somnolencia por la tarde.

Aparato respiratorio:
Bronquitis aguda, coriza, rinitis aguda, sinusitis, tos dolorosa.
Neumonía.
Bronconeumonía.
Congestión pulmonar.
Otitis.
Traqueitis.
Expectoración escasa con estrías de sangre.
Tos breve y dolorosa.
Tos seca y espasmódica con emisión de orina.
Pérdida de la voz con ronquera.

Riñón y vías urinarias:
Cistitis.
Incontinencia de orina.
Frecuente deseo de orinar; debilidad del esfínter.
Primera etapa de la blenorragia.
Orquitis y epidimitis.
Hematuria.
Irritación de la próstata al estar en pie.

Sistema reproductor:
Ausencia de deseo sexual.
Poluciones nocturnas.
Varicocele.
Gonorrea.
Cólicos menstruales.
Metritis.
Dismenorrea.
Vaginitis.
Vagina seca y caliente.
Dolor al realizar el coito.
Mastitis.

Piel:
Lesiones leves externas e internas.
Heridas, lesiones excoriantes y cortantes.
Contusiones y luxaciones.
Trastornos en el crecimiento de piel, pelo y uñas.
Picaduras inofensivas de insectos.
Quemaduras solares leves, eritema solar.
Heridas recientes.
Absceso.
Uñero.
Escarlatina, varicela, erisipela y sarampión, en la primera fase.
Úlceras con fiebre.

Sistema digestivo:

Atonía intestinal, estreñimiento.
Aversión por la carne.
Deseos de beber líquidos fríos y cerveza.
Vómitos de alimentos sin digerir.
Gastritis.
Flatulencia y eructos.
Pérdida del apetito.
Peritonitis.
Diarrea.
Hernia estrangulada.
Lombrices intestinales.

Sistema óseo y articular:
Reumatismo articular agudo.
Manos hinchadas y dolorosas.
Dolor de rodillas que se extiende hacia otras articulaciones y hasta los hombros.
Terrible dolor de pies y de tobillos que le hacen gritar.
Sinovitis agudas.
Panadizos.
Ciática.
Rigidez del cuello por frío.
Dolor en los riñones.
Torcedura frecuente de ligamentos y tobillos.
Manos hinchadas y doloridas.
Palma de la mano caliente.

Otros:
Ojos inflamados, rojos y doloridos.
Dolor con rubor en las orejas.
Muy útil en la primera etapa de todos los resfriados.
Garganta roja e inflamada.
Gran sed de mucho agua.
Poco apetito.
Primer periodo del cólera o disentería.
Hemorroides.

Estados congestivos (al principio).
Fiebre.
Inflamación aguda (al inicio).
Tonificante general.
Todos los procesos inflamatorios o con fiebre en el principio antes de empezar la exudación y el pus.
Abscesos y forúnculos con calor y dolor.
Clorosis.
Dificultades de concentración.
Trastornos de la irrigación con molestias reumáticas.
Perdida de voz y ronquera.
Infecciones.
Sofocos de la menopausia.
Esguinces, fiebres eruptivas, contusiones.

OBSERVACIONES
Remedio principal para la primera fase de todo tipo de inflamación: (mucosas articulares, catarro mucoso seco).
Estimula la formación de glóbulos rojos.
Favorece la oxigenación de los tejidos

SIGNO DEL ZODIACO
Piscis.

SAL NÚMERO 4

KALIUM CHLORATUM o Kalium muriaticum
Cloruro de potasio, KM

Esta sal se encuentra en los glóbulos sanguíneos, músculos y células nerviosas que sin ella sufren deterioro.
La encontramos en los líquidos intra y extracelulares, tejido intersticial, así como en la fibrina, músculos y en general en todas

las células, ya que es imprescindible para lograr el equilibrio osmótico.

Regula la eliminación de agua, se encarga del funcionamiento de los músculos y nervios.

Refuerza e influye en el metabolismo del azúcar y las proteínas.

Actúa controlando el ritmo cardíaco y la actividad gastrointestinal.

Remedio de elección en lesiones e inflamaciones de piel y mucosas, cuando ya ha empezado la curación de las heridas. Está indicado en el 2º estado inflamatorio que cursa con secreciones viscosas.

Constituyente y acondicionador sanguíneo.

Forma parte de todas las células, posee efectos específicos sobre la excitabilidad nerviosa, y muscular y su déficit ocasiona graves alteraciones de la musculatura lisa y estriada.

Es activador metabólico (glucólisis).

Esencial para la formación de fibrina que se encuentra en todo el cuerpo con excepción del tejido óseo.

Su presencia hace que el organismo asimile otros elementos nutritivos. Su insuficiencia puede producir bajo peso y desnutrición.

Fluidifica las mucosas y su carencia provoca exudados espesos, muy fibrosos, con ganglios linfáticos inflamados.

Participa en la secreción de ácido en el estomago.

En los alimentos lo encontramos en los albaricoques, castañas, cerezas, cebollas, dátiles, limón, plátanos, miel y uvas, además de en las alcachofas, achicoria, apio, cereales, espinacas, judías verdes, huevos y patatas.

ESPECIALIDAD

Respiratorio, oftalmología, traumatología.

Estados subagudos inflamatorios.

Exudaciones fibrinosas del tejido conjuntivo intersticial.

En los enfriamientos con esputos de color blanco-grisáceo.

Afecciones que mejoran con el calor y empeoran con el movimiento y una dieta grasa o fuerte.

Persona hipocondríaca.
Siempre con hambre, come mucho.
Dolencias infantiles con fiebre.
Lengua con capa blanco-grisácea.
Rostro lechoso-azulado, como alabastro, párpados lechosos o rojo-azulado.

MODALIDADES

EMPEORA: Tras comidas grasas.
Agravación por los pasteles, alimentos grasos, el movimiento y el calor de la cama.
Por la mañana, hacia las 10 a.m.
Los dolores reumáticos se agravan con el movimiento.

OTROS SÍNTOMAS:
Cefaleas con náuseas tras comidas grasientas.
Lengua con capa blanca o gris.
Secreciones y expectoraciones con pus espeso y blanco de cualquier superficie mucosa.
Estreñimiento. Hinchazones glandulares.
Indigestión con tendencia a inflarse el vientre.
Secreciones y expectoraciones espesas y blancas de cualquier mucosa.

INDICACIONES
Sistema nervioso:
Epilepsia.
Dolor de cabeza con vómitos.

Ojos:
Costras purulentas.
Úlceras planas rodeadas de vesícula.
Sensación de arenilla.
Cataratas.

ORL:
Sordera o dolor de oídos con congestión.
Obstrucción naso-faríngea.
Coriza seco.
Úlceras en la boca.
Dolor de muelas con hinchazón de los carrillos.
Es el mejor remedio para la difteria.
Paperas.
Hipertrofia de amígdalas.
Exceso de saliva.

Aparato respiratorio:
Bronquitis, exudados fibrinosos, amigdalitis, pleuritis, catarros, enfriamientos, resfriado o catarro con obstrucción nasal, laringitis.
Neumonía.
Rinitis aguda y crónica. Sinusitis.
Inflamación de oídos, nariz y faringe llenas de mucosidades blanquecinas adherentes de expulsión difícil.
Sordera, zumbidos. Obstrucción de la trompa de Eustaquio (más la derecha).
Afonía o ronquera por el frío.
Asma, bronquitis, tos ferina.
Infecciones gripales.
Tos estrepitosa y jadeante.
Pleuresía con exudación.

Riñón y vías urinarias:
Nefritis con albuminuria.
Cistitis, colecistitis.
Incontinencia durante la marcha y al toser.
Dolores en la uretra al orinar.

Aparato reproductor:
Gonorrea y orquitis.
Menstruación suprimida o anticipada.

Amenorrea o hipermenorrea.
Leucorrea.
Ulceración en el cuello del útero.
Mastitis.
Fiebre puerperal.

Alteraciones psicológicas:
Dificultad para realizar un trabajo durante mucho tiempo.
Rehúsa comer porque cree que deberá morir de hambre.
Estados depresivos como consecuencia a penas escondidas.
Sueño inquieto.
Se sobresalta al menor ruido.

Sistema digestivo:
Indigestión con hiperacidez, flatulencia, eructos y nauseas, dispepsia por alimentos grasos.
Anorexia.
Irritación del apéndice, diarrea.
Estado bilioso.
Sensación de intolerancia a las grasas.
Gastritis por bebidas muy calientes.
Sabor amargo con estreñimiento.
Flatulencia e hinchazón estomacal.
Hemorroides sangrantes.

Piel:
Acné, abscesos o forúnculos con hinchazón y exudación.
Útil antes de que se forme el pus en los abscesos.
Eczema con escamas como harina blanca.
Erisipela con vesículas, abscesos supurados.

Sistema óseo y articular:
Reumatismo muscular
Traumatismos.
Fiebre reumática.
Dolores reumáticos que empeoran con el calor de la cama.

Manos agarrotadas al escribir.
Hinchazón articular.
Sabañones.

Otros:
Parotiditis, aftas.
Efectos indeseables de las vacunas.
Estomatitis, blefaro-conjuntivitis, vaginitis.
Ulceraciones en la boca y faringe.
Reumatismo poliarticular agudo o fiebre reumática.
En la segunda etapa o subaguda de los procesos febriles de cualquier órgano.
Preventivo y atenuante de la escarlatina, la viruela, y el sarampión.
Leucorrea espesa, blanca lechosa.
Blenorragia con secreción.
Cistitis en la obesidad.
Blefaritis.

OBSERVACIONES
Remedio principal para la segunda fase de la inflamación (inflamación fibrinosa).
En afecciones febriles agudas de las mucosas y en inflamaciones serosas recidivantes subagudas y crónicas.
Inflamaciones subagudas con producción de exudados fibrinosos y de secreciones blancas, espesas y viscosas.
Principal medicamento en la epilepsia consecutiva a la supresión de un eczema o de otras erupciones.
Schüssler recomienda su uso en adenopatías e hipertrofia glandular.
Importante medicamento de las torceduras cuando el momento más agudo ha pasado.
Combinar con Ferrum phosphoricum, pues con esta sal alivia los resfriados.
Combinar con Calcium Sulphuricum para las supuraciones.
Disminuye la formación de cicatrices después de quemaduras.

SAL NÚMERO 5

KALIUM PHOSPHORICUM o Kali Phos
Fosfato de potasio, KP

Compuesto mineral presente en el tejido nervioso en particular, cerebro y huesos. Regulador de las células nerviosas.

Remedio principal de la organización celular, siendo una sal nutritiva contra la atrofia y la degeneración celular.

Es importante en las células hemáticas y musculares, donde su déficit produce una marcada hipofunción acompañada de trastornos psíquicos y pérdida de memoria.

Estimulante cerebral, mejora la memoria y la inteligencia. Nutriente nervioso.

Todas las sustancias que ayudan a la formación de tejidos conservan esta sal con gran obstinación, y todos los líquidos nutritivos orgánicos la contienen. Se dice que proporciona el fuego vital de la vida.

Influye en los procesos de oxidación en la sangre, así como en la saponificación de las grasas y en el intercambio de gases.

Acción antiséptica sobre los tejidos. Indispensable para la formación de los tejidos.

ESPECIALIDAD
General, psicología, psiquiatría.

TIPOLOGÍA
Persona: Muy sensible, apocado, inquieto.
Tez pálida.
Psicología: Tendencia a la depresión.

Mala memoria.

MODALIDADES

EMPEORA:
Con el viento frío.
Con el ruido.
Con los esfuerzos físicos o intelectuales.
Estando solo.
MEJORA:
Con el movimiento tranquilo.
Mejora con una actividad moderada y conversando.
Al comer.

OTROS SÍNTOMAS:
Cefalea nerviosa con ansiedad y vértigo.
Lengua reseca con saburra blanco-amarillenta.
Mucosidad espesa y amarillenta con grumos.
Nuca dolorida.

INDICACIONES

Sangre y aparato circulatorio:
Anemia cerebral.
Hemicránea, hemiplejia, paraplejia, jaquecas (cefaleas) nerviosas.
Vértigo al cambiar de posición.
Palpitaciones, arritmias por agotamiento.

Aparato respiratorio:
Se dice que colabora en los problemas respiratorios, por ejemplo
en el asma, en disfonías, etc.
Piel:
Eczema.
Sudores excesivos con mal olor.
Viruela. Sabañones.

Aparato genital:
Deseo genital intenso, salvo por las noches.
Erección matutina.
Menstruación intensa, irregular y de mal olor.
En ocasiones amenorrea.

Nariz y oídos:
Secreciones, supuración y ulceración de oído.
Picor intenso y sensibilidad al ruido.
Epistaxis.
Estornudos con el aire, moco espeso y costras en la nariz.

Sistema óseo y articular:
Cojera reumática.
Ardor en los pies.
Se cae y tropieza frecuentemente.
Reumatismo matutino.

Alteraciones psicológicas:
Personas nerviosas, débiles, cansadas y fácilmente irritables.
Neurastenia, depresión mental y física.
Estados de agotamiento general.
Fundamentalmente en todo desorden mental, depresión, insomnio, histeria, jaqueca, sonambulismo, incapacidad para la concentración, etc.
Irritabilidad general.
Hipomnesia, disminución de la memoria.
Insomnio por agotamiento.
Apatía. Tics nerviosos.
Anorexia. Bulimia.
Recelo, nostalgia.
Estrés debido a excitación o preocupaciones.
Sonambulismo. Bostezos frecuentes.
Pereza para levantarse por las mañanas. Pesadillas.

Ojos:

Sensación de arenilla en los ojos, estrabismo y lagrimeo.
Dolor en los globos oculares, y ardor en los párpados.
Visión de manchas negras.

Sistema digestivo:
Disentería, enterocolitis, estomatitis, estomatitis gangrenosa, úlcera estomacal.
Indigestión.
Eructos, náuseas y sensación de vacío en el estómago.
Abdomen hinchado por gas, cólico y deseo de defecar.

Otros:
Debilidad muscular, atrofia y enflaquecimiento.
Fiebre tifoidea, incontinencia de orina.
Tiene efectos curativos y antisépticos.
Actúa en las enfermedades epidémicas, especialmente donde hay irritación.
Calambres neurológicos.
Debilidad y dolor muscular tras el ejercicio.
Parálisis que aparece bruscamente, parálisis infantil.
Sordera. Tinnitus (zumbido de oídos).

EN GENERAL
Todas las afecciones del sistema nervioso que cursen con depresiones, ansiedad, irritabilidad e insomnio. También en el cansancio físico y psíquico, la debilidad intelectual y la fiebre alta. Agotamiento nervioso.
Depresión psicofísica, exceso de trabajo mental, desgaste de energía nerviosa por excesos sexuales, neurastenia, falta de alegría, tristeza al despertar o por falta de menstruación.
En la relajación visceral por debilidad de los nervios, la ciática, la hipocondría, la histeria, los vértigos, la dispepsia de origen nervioso, la úlcera gástrica, la incontinencia de orina y la fotofobia.
Dolores de cabeza en los estudiantes.
La memoria se empobrece y omite palabras al escribir o al hablar y usa palabras equivocadas; no se concentra al leer; imbecilidad.

El coito le agrava.

Constante ansiedad; irritable, impaciente, terco; se asusta y sobresalta fácilmente; siempre ve el lado malo de todo.

Ansiedad nocturna en niños, terrores nocturnos.

Debilidad muscular con lumbalgias y paresias (parálisis ligera), sirviendo de apoyo en cardiopatías orgánicas.

Hemorragias, estados infecciosos e inflamatorios con secreción fétida.

Para aumentar la vitalidad y ayudar a purificar un organismo desgastado.

Anticancerígeno.

Alopecia areata.

SIGNO DEL ZODÍACO

Aries y Capriconio.

Dentro de la Astrología Clínica se consideran como la sal apropiada para el signo de Aries, ya que este signo rige el cerebro, y el Kali Phosphoricum es uno de los componentes de la materia gris.

Se recomienda unirla a Magnesium Phosphoricum y Ferrum phosphoricum.

SAL NÚMERO 6

KALIUM SULPHURICUM o Kali Sulph
Sulfato de potasio, KS

Forma parte de epidermis y células epiteliales mucosas, los leucocitos y hematíes, la médula ósea y los músculos.

Es un activador metabólico celular por participar en el transporte y oxigenación celular, así como en procesos inflamatorios con secreciones amarillentas viscosas (3er estadio inflamatorio), actúa terapéuticamente como un eliminador y desintoxicante.

Contribuye al transporte del oxígeno a todo el organismo y su carencia produce falta de oxigenación, especialmente en la piel, descamación, secreciones diversas y formación de costras. También secreción en las mucosas con fiebre alta.

Esta sal es un importante constituyente del cabello y se considera parte del lubricante que cuida la maquinaria del cuerpo.

Ayuda a soportar mejor el calor.

Ayuda a la piel a conservar su apariencia joven.

Evita la aparición de las arrugas prematuras.

Hace que los poros de la piel trabajen bien eliminando toxinas.

Está principalmente relacionada con la distribución de las secreciones grasosas en el cuerpo.

Previene la caspa y la caída del cabello.

ESPECIALIDAD

General, respiratorio, dermatología, digestivo.

TIPOLOGÍA

Tendencia ansiosa y melancólica.

Rechazo a las bebidas calientes.

Tímido con tendencia al llanto, muy irritable, más durante las menstruaciones, no mejora por el consuelo.

Sensación perenne de frío.

Lengua con depósitos amarillos y viscosos.

Sensación de pesadez y cansancio.

Elevación de la temperatura nocturna.

MODALIDADES

MEJORA: Con el aire fresco y el frío.

EMPEORA: En habitación cerrada, al atardecer y en zonas caldeadas.

SENSACIONES: De tener algodón en la cabeza.

OTROS SÍNTOMAS: Secreciones abundantes amarillo-verdosas, viscosa y espesas.
Piel amarilla, parduzca o con manchas.
Lengua amarilla.

INDICACIONES
Sangre y aparato circulatorio:
Pulso acelerado y arrítmico. Poco perceptible.

Sistema óseo y articular:
Dolores reumáticos errantes.
Calambres en las extremidades.
Neuralgias en la nuca y espalda.

Aparato respiratorio:
Catarros purulentos de mucosas de tipo crónico a nivel otorrinolaringólogo y bronquios.
Asma y bronquitis.
Ronquera por frío, le fatiga hablar.
Tuberculosis.
Bronquitis crónica con expectoración, coriza con secreciones amarillas.
Neumonía con estertores.
Esputos viscosos.
Tos ronca.
Tos convulsiva.

Riñón y vías urinarias:
Nefritis, inflamación de la pelvis renal.

Aparato reproductor:
Gonorrea.
Leucorrea.
Menstruación tardía y escasa.
Metrorragia.
Sífilis.

Ojos:
Cataratas.
Costras amarillentas en los párpados.
Conjuntivitis.
ORL:
Inflamación del tímpano o las trompas de Eustaquio.
Dolor de oídos con secreción.
Pólipos.
Secreción nasal amarillenta.
Pérdida del olfato.
Hinchazón del labio inferior.
Labios resecos.
Calor en la boca.
Dolencia crónica de las encías.

Alteraciones psicológicas:
Miedo a caer
Miedo a perder la razón.
Ansiedad y miedo por pequeñeces.
Sueños muy intensos.

Sistema digestivo:
Hepatopatías, indigestión.
Ardor de estómago, náuseas y vómitos.
Ausencia de sed.
Indigestión y opresión gástrica.
Diarrea.
Abdomen frío al tacto.
Hemorroides internas.
Abdomen distendido.
Deposiciones negras y fétidas.
Ventosidades.

Piel y anexos:

Indicada en inflamaciones crónicas y exudativas viscosas en piel y mucosas.
Descamación de la epidermis.
Enfermedades causadas por una supresión de erupciones.
Psoriasis.
Dermatitis y Eczema con exudación amarillenta.
Blenorragia. Eczema.
En trastornos acompañados de intensa descamación de la dermis y epidermis.
Erupciones húmedas con exudado amarillo-verdoso, intensa descamación.
Cáncer epitelial, sarna.
Retroceso brusco del rash en las enfermedades eruptivas, producido por enfriamiento.
Apura la caída de costras en varicela.
Grietas, ulceras tuberculosas.
Caspa amarilla, húmeda y pegajosa.
Erupciones cutáneas con irritación o exudación densa y pegajosa.
Caída del pelo y trastornos en las uñas.
Caspa y escamas.
Uñas enfermizas y crecimiento interrumpido.
Úlceras en la piel.
Epitelioma.

Otros: reumatismo articular doloroso.
Intensos mareos.
Hipoacusia con catarro de la trompa de Eustaquio.
Calor ardiente en la boca; odontalgias por el calor; encías doloridas.
Conjuntivitis, oftalmias del recién nacido.
Leucorrea y otitis supurada.

SIGNO DEL ZODIACO
Virgo.

OBSERVACIONES

Remedio principal de la tercera fase de la inflamación (secreción muco purulenta).
Las células epiteliales.
El hepatocito.

SAL NÚMERO 7

MAGNESIUM PHOSPHORICUM o Magnesia phosphorica
Fosfato de magnesio, MP

Componente esencial de la célula y la médula espinal, forma parte también de los músculos, huesos y dientes, ejerciendo una acción euforizante sobre el sistema nervioso central. Es, después del potasio, la 2ª sal más importante.
Interviene en el metabolismo de los glúcidos y prótidos, tiene acción lipotropa y mejora las funciones biliares.
Es decisivo en la coagulación sanguínea y la transmisión neuromuscular.
Un desorden en su movimiento molecular causa calambres, espasmos, parálisis y dolores.
Estabilizador nervioso.
Antiespasmódico, calambres.
Flatulencias.
Neuralgias, dolores nerviosos espasmódicos.
Participa en el sistema óseo, el sistema muscular, los nervios, cerebro, hematíes, hígado y tiroides.
Es analgésico, antiespasmódico, interviene en múltiples procesos enzimáticos, es antialérgico, antitrombótico, anticolesterol y protector cardíaco.
Los alimentos que lo contienen en cantidades significativas son las espinacas, lechuga, puerro, queso, trigo y cereales. También los albaricoques, las almendras, dátiles, nueces, pan, pera, ciruelas y cerezas.

ESPECIALIDAD
Neurología, psicología, psiquiatría, digestivo.

TIPOLOGÍA
Personas agotadas, flacas, delgadas, sumamente nerviosas.
Dolores lacerantes, espasmódicos, relampagueantes, con sensación constrictiva.
Psíquico: dificultad para la concentración.
Muy nerviosa. Tendencia a la migraña.
Se queja todo el tiempo.
Aturdido, no piensa con claridad; no quiere estudiar y rehuye cualquier esfuerzo mental; sueña cuando estudia y no recuerda lo que lee.

MODALIDADES

EMPEORA: De noche.
Con el frío.
Al acostarse sobre el dorso y extendido.
MEJORA: Por el calor.
Al aflojarse los vestidos.
Al encogerse y por la fricción.

OTROS SÍNTOMAS:
Dolores intensos, espasmódicos, como relámpagos y con sensación constrictiva.
Dolores que cambian de localización.
Ataques frecuentes acompañados de gran postración y algunas veces con sudor profuso.
Dolores agudos en los dientes o en las caries.
Dientes muy sensibles al frío o al tacto.
Dolor de cabeza con sensación de tener una venda alrededor.
Calambres por el frío que mejoran con el calor y la presión.

INDICACIONES

Sangre y aparato circulatorio:
Arteriosclerosis, infarto de miocardio, jaquecas con punzadas.
Palpitación espasmódica del corazón, opresión cardiaca.
Angina de pecho.

Piel y anexos:
Caspa.
Dolor en los juanetes y callos.
Comezón por afeitarse.
Sarpullido en rodillas, tobillos y codos.

Aparato respiratorio:
Tos convulsiva, tos ferina.
Dolores en la zona derecha del pecho que se irradia a los intestinos, con opresión respiratoria y respiración dificultosa.

Riñón y vías urinarias:
Litiasis renal.
Urgencia para orinar al permanecer en pie.
Enuresis nocturna.

Sistema articular:
Articulaciones dolorosas: hombro derecho, pulgar izquierdo.
Sensación de shock eléctrico en los miembros seguido de dolor muscular.
Reumatismo articular.
Pies muy delicados.

Sistema nervioso:
Neuralgias, contracturas musculares, espasmos, calambres, convulsiones infantiles.
Ataxia locomotriz o tabes.
Calambre de los escritores, temblor de manos.
Ciática y neuralgia del trigémino.
Parkinsonismo.
Parálisis agitante.

Tic doloroso de la cara.

Dolores neurálgicos intensos, agudos, que siguen el trayecto del nervio afectado.

Espasmos de la musculatura lisa con dolores paroxísticos; es uno de los más grandes antiespasmódicos.

Corea, tétanos.

Es uno de los medicamentos más importantes en la neuralgia facial derecha con dolor desgarrante y punzante. Neuralgias dentales atroces.

Convulsiones en los niños, incluso con pérdida del conocimiento.

Dolor en la nuca.

Alteraciones psicológicas:

Desregulación neurovegetativa.

Falta de memoria, torpeza e incapacidad para pensar con claridad.

Sollozos y lamentaciones durante las crisis de dolor.

Habla en solitario y permanece en un obstinado silencio ante los demás.

Cambia frecuentemente las cosas de sitio.

Sistema digestivo:

Cólicos que mejoran con el calor o encogiéndose.

Estreñimiento, meteorismo, gases.

Cuadros espasmódicos acompañados de intenso dolor, cólicos, flatulencia y meteorismo.

Diarreas acuosas con dolor abdominal.

Aversión al café.

Hipo con náuseas.

Eructos que mejoran bebiendo agua caliente.

Cólicos en los bebés.

Diarrea acuosa.

Dolores intensos en las hemorroides.

Estreñimiento agudo y doloroso en los niños.

Sistema reproductor:

Dismenorreas.

Constante deseo sexual en el hombre.
Vaginismo, labios de la vulva hinchados, relaja el útero contraído.
Dolores del parto con calambres.
Retención de la placenta.

Otros:
Espasmos dolorosos.
Neuralgias.
Diátesis espasmofílica.
Cólicos abdominales que obligan a doblarse en dos.
Migraña.

SIGNO DEL ZODIACO
Leo.

OBSERVACIONES
Remedio del sistema nervioso. Es un antiespasmódico.

SAL NÚMERO 8

NATRIUM MURIATICUM o Natrium chloratum
Cloruro de sodio, NM

Esta sal está ampliamente difundida por todo el organismo, incluso en las partes sólidas y junto con el potasio regula el equilibrio osmótico de las células, favoreciendo el crecimiento y regeneración de las mismas.
Su carencia produce una distribución anormal de los líquidos orgánicos, con una mayor eliminación renal, así como dificultades digestivas, deshidratación y serosidad de mucosas. Su exceso, mucho más conocido, produce edemas, hipertensión, hidropesía, y rotura de glóbulos blancos y rojos.
Remedio principal para mantener el equilibrio ácido-base extracelular y regular el metabolismo del agua.

Cataliza la neoformación celular y estimula la formación de eritrocitos. Su función real es regular el grado de humedad, gracias a su propiedad de atraer el agua y retenerlo en las celdillas hasta que pueda ser utilizado. En el caso de no existir cloruro de sodio, algo habitual dada la persecución que se realiza en los medios médicos, el agua no es retenida en las células y genera un efecto llamado hipoemia. La persona aparentemente está hinchada por líquidos, pero está soñoliento, friolero y lánguido. Aunque la persona ingiera mayor cantidad de sal no mejorará su estado, pues necesita que vaya diluida en grandes cantidades de líquido, de otra manera no podrá entrar dentro de las celdillas.

La sal regula también el equilibrio osmótico en la sangre arterial e interviene en la digestión y la calidad de las lágrimas y saliva.

La mala repartición de esta sal altera los glóbulos rojos y produce flujos de moco abundantes. Su presencia en forma anormal altera las glándulas sebáceas; hace deprimidos física y mentalmente.

El 70% del cuerpo es agua y esta sal la regula.

El cloruro sódico aumenta la secreción de urea, actuando sobre el sistema linfático y el bazo.

Se encuentra en la mayoría de los alimentos, especialmente en las almendras, albaricoques, ciruelas, dátiles, moras, naranjas, peras, uvas y avellanas. También en la remolacha, lentejas, mantequilla, manzana, cebada, achicoria, apio, arroz, pescados, carnes y huevos.

ESPECIALIDAD

Circulatorio, endocrino, digestivo, reumatología

TIPOLOGÍA

Niño o adolescente:
Delgado, aunque come bien y está sediento.
Niños delgados con buen apetito, cansados y con sed insaciable.
Jaquecas matutinas y aversión al mar.
Friolero. Se agota con el mínimo esfuerzo físico.
Más cansado al levantarse que al acostarse.
El niño aprende tardíamente a caminar y a hablar.

Emotivos, hipersensibles, inestables, no soportan las contradicciones.

Todos:
Sequedad o humedad excesiva en cualquier parte del organismo.
Resfriados acuosos, abundancia de lagrimeo.
Pérdida del gusto u olfato.
Desea comer salado, amargo, harinas, leche, peces, cerveza, ácidos.
El dolor de cabeza al despertar crece y decrece con el sol; peor de las 10 a las 15 horas.
Cruje el oído cuando mastica.
Cefaleas.
Gran somnolencia de día, peor después de comer; se duerme sentado.
Insomnio por penas.
Sueña con ladrones tan vívidamente que no se duerme hasta que la casa sea revisada.

Psíquicamente: Melancólico, deprimido, desanimado.
Tiende a la desesperación por el futuro.
Llora con facilidad pero rehúsa el consuelo, que acentúa su tristeza.
Prefiere la soledad.
Fatigabilidad psíquica acentuada, se distrae y no presta atención.
Dificultad para concentrarse, trastornos de la memoria.
Hay aversión al pan que antes le gustaba mucho; a las grasas y a los salados.
Hinchazón e hiperemia venosa en mucosas.
Agravación por el calor, sobre todo por el sol, y por las mañanas.
Cóleras violentas.
Melancolía, fácilmente lloroso, no soporta el consuelo, solitario.
Sequedad o humedad excesiva en cualquier parte del organismo.
Resfriados acuosos, abundancia de lagrimeo.
Pérdida del gusto u olfato.

EMPEORA: Con el consuelo.
Agravación de síntomas a las 10 u 11 de la mañana.
Al recostarse sobre el lado izquierdo.
Con la luna llena.
Antes de la menstruación.
Por el frío.
Por cualquier ejercicio mental, hablar o escribir.
Después del desayuno o por comer harinas; por correr, por destaparse.
Quiere baños de agua fría.
A orilla del mar.
Con el trabajo intelectual que potencia las cefaleas.
MEJORA: Al aire libre.
Prefiere acostarse del lado derecho.
Mejora después de sudar y por masajes.
Con el ayuno.
Con el calor
CAUSAS: Perdida de líquidos orgánicos
Penas reiteradas, desengaños amorosos.
Picaduras de abeja.
SENSACIONES: De sequedad de mucosas.
Dolor lumbar frecuente.
EXCRECIONES: Secreciones mucosas incoloras, abundantes, de aspecto normal, raramente irritativas.
DESEOS: Excesivo de sal y de alimentos salados.
Sed insaciables de grandes cantidades de agua.
Bulimia.
AVERSIONES: Al pan.
RITMO: Periodicidad frecuente de las manifestaciones patológicas.

INDICACIONES
Sangre y aparato circulatorio:
Vértigos durante el embarazo.

Hipotensión.
Pulso rápido e intermitente.
Palpitaciones acompañadas de ansiedad.
Hipertrofia del corazón.
Manos frías y extremidades adormecidas.

Sistema nervioso:
Dolor de cabeza con abundancia de lágrimas.
Sueño no reparador.
Hemicránea y pérdida del conocimiento.
Sacudidas de los nervios.
Debilidad de los músculos del tronco.
Espina dorsal excesivamente sensible.
Espasmos histéricos.
Hipo.

ORL:
Sordera por hinchazón del tímpano.
Ruidos en los oídos.
Secreción purulenta y ardor.
Catarro nasal con pérdida del olfato y el gusto.
Costras en la nariz.
Epistaxis al inclinarse o al toser.
Enrojecimiento de la nariz.
Úlceras en la comisura de los labios.
Aftas con abundante saliva.
Labios abultados.
Vesículas en la punta de la lengua.
Excesiva sequedad en lengua y boca.
Los dientes sangran con facilidad.
Caída de los dientes.
Difteria.
Garganta dolorida.
Faringitis en los fumadores.
Hinchazón de las amígdalas.
Aliento fétido.

Óseas y articulares:
Reumatismo.
Tendencia a las torceduras con facilidad.
Lumbago crónico, mejora por la presión.
Dolor de espalda por el trabajo manual, peor comiendo.
Rigidez dolorosa de la nuca.
Dolor de la articulación del hombro que le impide levantarlo.
Se le caen las cosas de las manos; se le dislocan los tobillos.
Callos que punzan.
Grietas entre los dedos de los pies.
Contracción dolorosa de los flexores de las piernas, duelen al subir escaleras.
Cifosis dorsal.
Dolor de espalda aliviado al acostarse sobre algo duro.
Frialdad en la espalda.
Gota.
Reumatismo articular.
Sacudidas de las piernas, incluso durante el sueño.

Aparato respiratorio:
Aptitud para resfriarse.
Rinitis crónica.
Inflamación aguda de la tráquea.
Tos corta y seca.
Bronquitis.
Pleuresía.
Edema pulmonar.
Ronquera.

Sistema reproductor:
Hidrocele.
Poluciones nocturnas cada noche.
Eyaculación precoz o tardía; deseos sin erección; impotencia.
Testículos dolorosos e hinchados.
Gonorrea.

Pérdida del pelo del pubis.
Emisiones seminales seguidas de frío.
Secreción de líquido prostático.
Menstruación sanguinolenta.
Menstruación retardada.
Leucorrea.
Pérdida del cabello durante el puerperio y la lactancia.
Prolapso uterino.
Sequedad de vagina.

Riñón y vías urinarias:
Frecuente y urgente necesidad de orinar; se orina involuntariamente de noche en la cama.
Punzadas en la vejiga mientras orina; blenorragia crónica.
Enfermedad de Adisson.
Hematuria por escorbuto.
Uretra dolorosa a la presión.

Alteraciones psicológicas:
Depresiones por shock afectivo, irritabilidad.
Estados depresivos, decepciones sentimentales.
Dificultades escolares, cefaleas de los estudiantes.
Hipocondría.
Melancolía.
Se equivoca al escoger las palabras para hablar o escribir.
La oscuridad le da miedo, prefiere la luz, sobre todo de noche.
Se preocupa ansiosamente por el futuro.
Desesperación religiosa por salvar el alma.
Deseo de soledad, particularmente durante el embarazo.
Al orinar no puede hacerlo si lo están viendo.
No conversa, ni quiere escuchar, lo agota mentalmente.
Timidez.
Mujer con aversión al coito; ausencia de orgasmo.
Delirios.
Excesivamente jovial, con inclinación a bailar y cantar.
Deliriums tremens.

Sistema digestivo:
Aerofagia infantil, dispepsia.
Estreñimiento por sequedad intestinal.
Estreñimiento atónico crónico.
Lengua limpia y brillante con espuma de saliva en los bordes, o con lengua pastosa, hinchada, descolorida.
Dispepsia atónica.
Dispepsia ácida.
Trastornos por el abuso de alimentos ácidos, sal y quinina.
Gran dificultad para expulsar las heces; hemorragia al defecar; fístulas; las heces retroceden al tratar de expulsarlas; se desmenuzan o rompen.
Heces secas duras como de oveja.
Sed insaciable.
Indigestión con vómitos.
Halitosis.
Dolor y pesadez de estómago.
Sed violenta y hambre voraz.
Repugnancia por el pan.
Ictericia con somnolencia.
Dolor en la región de hígado y el bazo.
Erupción herpética alrededor del ano.
Proctalgia.

Ojos:
Párpados rojos y ulcerados.
Los ojos se le cierran espasmódicamente.
Estrabismo divergente; dificultad en los movimientos de los ojos.
Grietas en el ángulo externo del ojo.
Supuración del saco lagrimal.
Ceguera.
Manchas blancas en la córnea.
Letras que se mueven al leer.
Obstrucción del saco lagrimal.
Conjuntivitis. Blefaritis.

Ardor en los párpados.
Neuralgia en los ojos.

Piel y anexos:
Erupciones eczematosas o acnéicas localizadas en la frente con el límite del cuero cabelludo.
Pliegues.
Erupciones herpéticas, en torno a los labios, en el ano, que aparecen en una enfermedad aguda.
Lesiones de urticaria crónica.
Verrugas en la palma de las manos, en pliegues de los dedos, en arrugas de la frente.
Piel: Pálida, terrosa, grasienta y brillante, con mucho acné sobre todo en el cuello.
Seca y resquebrajada en torno a las uñas.
Pelo seco, sin brillo, frágil, se cae con facilidad.
Labios: Están secos, resquebrajados, rodeados de herpes.
El inferior presenta a veces una fisura vertical.
Lengua: Con apariencia limpia y lustrosa.
En sus bordes burbujas de una saliva espumosa. Secreción serosa.
Eczemas, urticarias, acné juvenil.
Verrugas en las palmas de las manos.
Herpes recidivante.
Eczema seco y costroso en cuello cabelludo, detrás de las orejas.
Caspa en la cabeza.
Erupciones del escroto.
Padrastros.
Sicosis de barba con caída del pelo.
Urticaria.
Picores después del ejercicio.

Otros:
Astenia, debilidad muscular.
Deshidratación.
Lumbago, dolores de cabeza.
Coriza, rinitis aguda y anemia.

Dolores en la lengua, labios y nariz.
Anemia, adelgazamiento.
Trastornos reumáticos.
Sequedad o humedad excesiva de cualquier parte del cuerpo. Deshidratación.
Astenia, convalecencia de enfermedades agudas y debilitantes.
Afecciones secundarias a vacaciones junto al mar.
Coriza espasmódica, fiebre del heno, asma, rinofaringitis de repetición en los niños.
Dolor de espalda por el trabajo manual, peor comiendo; rigidez dolorosa de la nuca.
Se le caen las cosas de las manos; se le dislocan los tobillos.
Callos dolorosos.
Herpes en los muslos; grietas entre los dedos de los pies.
Contracción dolorosa de los flexores de las piernas, duelen al subir escaleras.
Útil en cataratas.
Inconsciencia durante las fiebres.
Coma.
Dolores de cabeza cada 2 ó 4 días.
Sensación de arena en los ojos.
Prolapso del útero cada mañana; flujo albuminoso, como almidón cocido.
Esterilidad.

SIGNO DEL ZODIACO
Acuario.

SAL NÚMERO 9

NATRIUM PHOSPHORICUM o Natrum phos
Fosfato de sodio, NP

Localizada en células nerviosas, músculos, hematíes y tejido conectivo, ayuda a eliminar el ácido úrico y otros productos del metabolismo y participa en el sistema tampón del fosfato y en el metabolismo del ácido láctico (producto del metabolismo muscular en la conversión del glucógeno), el cual es descompuesto en ácido carbónico y agua.

Es neutralizante de la acidosis y trata síntomas ligados a procesos degenerativos e intoxicatorios de los trastornos metabólicos.

Natrum Phos crea agua en el organismo, pues descompone el ácido láctico en ácido carbónico y agua; eliminándose el ácido carbónico a través del aparato respiratorio. Por eso está indicada esta sal en los casos de deshidratación y de exceso de ácido láctico.

Esta sal amortigua y equilibra el funcionamiento de los riñones.

Equilibra el pH del organismo.

Exceso de ácido en el músculo.

Corrige el exceso de ácidos gástricos.

Se opone a la condensación de la bilis, evitando la asimilación imperfecta de las grasas.

Evita la acumulación de ácido úrico, manteniéndolo soluble en sangre, evitando que forme urato de sodio, sal que se depositaría en las articulaciones produciendo la gota y el reumatismo inflamatorio.

Evita el estancamiento de los leucocitos, logrando que circulen libres y cumpliendo su misión.

Es un antídoto de la morfina.

ESPECIALIDAD
Endocrino, reumatología, digestivo.

TIPOLOGÍA
Persona ansiosa y deprimida.
Niños con vómitos ácidos, con cólicos y digestiones difíciles.
Tendencia reumática.
Sudoración abundante.
Sensación de frío y tendencia a resfriarse.
Triste y con falta de ambiciones.

MODALIDADES
EMPEORA: Después del mediodía y cuando cae la noche.
Durante la menstruación, con la comida grasa, la humedad y el movimiento.
Los dolores empeoran durante las tormentas; aversión al aire libre.
Con el calor de la cama.

OTROS SÍNTOMAS:
Lengua con capa húmeda y delgada.
Aspecto crema amarillento en el paladar blando.
Aversión a los dulces y azúcar.
Paladar (partes blandas) de color crema amarillento.
Eructos y vómitos agrios, espasmos y fiebre, con síntomas ácidos.

INDICACIONES
Sistema circulatorio:
Temblor en la región cardiaca.
Percepción de las palpitaciones en diferentes zonas del cuerpo.
Sensación de que algo se mueve dentro de las arterias.

Ojos:
Conjuntivitis con secreción amarilla.
Lagrimeo ardiente.
Estrabismo.
Opacidad de la visión.

ORL:
Oreja caliente y roja.
Picazón en la nariz unida a acidez de estómago.
Mal olor de la nariz.
Gusto ácido en la boca.
Dificultad para hablar.
Rechinar de los dientes durante el sueño.
Sensación de cuerpo extraño en la garganta.
Catarro naso-faríngeo.

Aparato respiratorio:
Picazón en la nariz.
Tuberculosis en los jóvenes.
Dolor en los músculos intercostales.
Dolor en el pecho al inspirar profundamente.

Riñón y vías urinarias:
Se usa en la gota.
Exceso de ácido úrico, cálculos renales.
Urgencia constante para orinar.
Orina ácida.
Micción intermitente.

Sistema nervioso:
Dolor de cabeza en la coronilla.
Cefalalgia con vómitos.
Sensación de cansancio.
Temblores.
Pesadez.

Alteraciones psicológicas:
Miedo de que algo vaya a pasar especialmente a la noche.
Lo sobresaltan los ruidos; miedo a recibir malas noticias.
Ve personas en los muebles y en las cortinas; oye pasos.
Se enfada por cosas sin importancia.
Sistema digestivo:
Marcada acidez gástrica, eructos ácidos y vómitos ácidos.
Vómitos de leche coagulada ácida en niños.
Diarrea verdosa de olor ácido, como trozos de gelatina.
Prurito anal por parásitos intestinales.
Heces verdes; involuntarias al salir flatos.
Reflujo ácido.
Cálculos biliares, diarrea fermentativa.
Dificultad para retener la evacuación espontánea.
Lombrices.

Comezón en el ano.
Cólicos flatulentos.

Piel:
Urticaria con prurito en todo el cuerpo.
Erupción cutánea con secreción amarillenta y cremosa.
Hinchazón de los ganglios linfáticos antes de endurecerse.
Picazón en el cuerpo.
Erupción en la articulación del tobillo con picor intenso.

Órganos reproductores:
Emisión involuntaria de semen sin causa erótica.
Menstruación adelantada.
Dolor de cabeza al terminar el periodo.
Molestias en el útero.
Esterilidad en la mujer.
Leucorrea con olor agrio.
Vómitos matutinos en el embarazo.

Sistema óseo y articular:
Tortícolis.
Hinchazón de las glándulas del cuello.
Bocio.
Le flaquean las piernas al andar.
Dolor en las rodillas y espinillas.
Crepitación en las articulaciones.
Cansancio en los brazos.
Dolor en las muñecas.
Calambres al escribir.
Artritis.

Otros:
Estados febriles con una transpiración de olor ácida.
Reumatismo.
Agujetas y acumulo de ácido láctico en los músculos.
Trastornos del metabolismo de las grasas.

Artritis con acumulaciones ácidas.
Postración mental, no puede estudiar.
Peor después de eyacular.
Se irrita por pequeñeces.
Leucemia.
Lactantes y niños flacos, friolentos, de vientre grande e hígado grande que digieren mal la leche.
Saburra amarillenta y cremosa en la parte posterior del paladar y amarillo oro en la parte posterior de la lengua.
Falsa membrana en el paladar al anochecer.
Buen remedio para inflamación mucosa (conjuntivitis, faringo-amigdalitis, adenitis, cistitis).
Otitis con pus y blefaritis

SIGNO DEL ZODÍACO:
Libra.

OBSERVACIONES
Actúa como sistema tampón limitando la acumulación ácida en el cuerpo.
Estimula la síntesis de fosfolípidos.
Disminuye la tendencia a la inflamación.

SAL NÚMERO 10

NATRIUM SULFURICUM
Sulfato sódico, NS

Lo encontramos en los líquidos titulares (intersticio) de los riñones, el páncreas y en intestino, actuando sobre las funciones biliares, urinarias y en la eliminación del agua orgánica.

Preside junto con Natrium muriaticum el equilibrio osmótico de los tejidos. Cada molécula puede ligar hasta 22 de agua ayudando así a "sacar el agua sucia" del líquido intercelular de todo el cuerpo.

Contribuye a la eliminación de leucocitos, a la función eliminadora de los riñones, tracto intestinal, hígado y páncreas.

Se usa para ayudar a combatir la tendencia a las verrugas en: cuero cabelludo, cara, párpados, pecho, partes genitales y alrededor del ano.

El vientre es uno de los grandes campos de acción de esta sal.

Posee efecto descongestivo, desintoxicante del metabolismo y el organismo en general, siendo activador del flujo biliar y la función hepática. Indicada en enfermedades de los órganos de excreción y de drenaje (hígado, vesícula biliar, riñón, vejiga).

Erupciones cutáneas, sarpullidos, heridas antiguas, úlceras exudativas de las piernas, edemas, infección exudativa gripal con edema y congestión, y molestias reumáticas con hidrartrosis (serosidad acumulada en una articulación), son otras de sus aplicaciones.

Es un eficaz hemostático.

ESPECIALIDAD

Circulatorio, digestivo, estética, endocrino.

TIPOLOGÍA

Persona corpulenta, lenta y apática.

Constitución hidrogenoide con tendencia a los edemas.

Con problemas en los ojos.

Sensación permanente de frío.

Gran irritabilidad que pasa pronto a la depresión, peor por la mañana y en ambientes húmedos.

Pocas ganas de hablar, fotofobias y anorexia.

Tristeza, depresión, irritabilidad.

MODALIDADES

EMPEORA: Con la humedad y el frío.

Al acostarse del lado izquierdo, tomando alimentos acuosos, permanencia a orillas del agua.
Con la música melódica.
MEJORA: Con calor, tiempo seco y el movimiento.
Al aire libre.
OTROS SÍNTOMAS:
La raíz de la lengua tiene una capa sucia gris verdosa.
Eructos y vómitos agrios.
Intolerancia al alcohol y a las grasas.

INDICACIONES

Sangre y aparato circulatorio:
Hemorragias, sabañones.
Conmoción cerebral.
Hemofilia.

Aparato respiratorio:
Anginas supuradas.
Asma que se agrava con la humedad y el cambio de tiempo.
La tos se agrava de noche y por las mañanas.
Bronquitis crónica (suprimir trigo y lácteos inmediatamente).
Dolores en el lado izquierdo del tórax que se alivia con la presión.
Disnea en tiempo húmedo.

Riñón y vías urinarias:
Su carencia provoca retención hídrica, edemas y celulitis.
Retención de líquidos en los pies. Edema con éstasis linfática.
Uretritis crónica.
Litiasis renal con infección.
Ardor al orinar.
Prostatitis. Gonorrea.
Dismenorrea y leucorrea.

Sistema óseo y articular:
Dolor a lo largo de la espina dorsal que llega al cuello.

Dolor punzante en la zona izquierda de la cadera.

Ciática al levantarse.

Crujido de las articulaciones.

Ataxia locomotriz.

Gota y artritis.

Alteraciones psicológicas:

Tendencia al suicidio, debe controlarse para no hacerlo.

Trastornos o síntomas mentales que surgen a causa de accidentes, por traumatismos craneoencefálicos.

Confusión, tristeza, timidez, impresionabilidad, la música lo hace llorar.

Después de mover el vientre está más alegre, mejora.

Muy sensible a los ruidos que lo sobresaltan fácilmente, especialmente al momento de dormirse.

La tristeza en la mañana se acompaña de deseos de no hablar y de irritabilidad.

Miedo si está en medio de una multitud; mejora al aire libre.

Sistema digestivo:

Flatulencia, colecistitis, cólicos estomacales.

Diarrea después del desayuno, vómitos, ictericia.

Trastornos hepáticos y biliares. Vómitos biliosos. Hígado inflamado, todas las enfermedades que afectan al hígado.

Tumores benignos en el ano.

En diátesis generales como diabetes o gota.

Lengua con caspa espesa gris-verdosa y dolor en la punta.

Ardor en el ano.

Sistema endocrino:

Diabetes por secreción escasa de fluido pancreático.

Menorragia.

ORL:

Dolor de oídos punzante de parte a parte.

Obstrucción nasal con sequedad y ardor.

Difteria, garganta seca y sensación de tener una masa al tragar.

Paladar sensible que mejora con bebidas frías.

Ojos:
Conjuntiva amarilla.
Ardor en el borde de los párpados.
Conjuntivitis y fotofobia.
Manchas en la córnea.

Piel y anexos:
Cabello doloroso al peinarlo.
Verrugas alrededor de los ojos.
Dedos hinchados.
Piel de la palma dolorida.
Ampollas o vesículas de secreción amarillenta.

Otros:
Verrugas.
Fiebre intermitente.
Inflamaciones e infecciones de los dedos cerca de la uña (panadizos).
Paludismo.
Secreciones acuosas y de color verde amarillento.

OBSERVACIONES
Estimulante metabólico y depurativo, activador digestivo.
Aumenta las eliminaciones metabólicas.
Elimina el exceso de agua en el tejido intercelular.
Controla el buen funcionamiento hepático y su secreción de bilis.

SIGNO DEL ZODIACO
Tauro.

SAL NÚMERO 11

SILÍCEA (Óxido Silícico)
Sílice, S

Componente del tejido conectivo, e importante para la constitución de la piel y anejos (uñas, cabello), mucosas y huesos, activa la formación de colágeno. También forma parte de pulmones, ganglios linfáticos y glándulas suprarrenales.

Aumenta la capacidad de resistencia mecánica de los tejidos, está relacionada con el metabolismo cálcico e interviene con otras sustancias en la absorción de calcio de los alimentos, y estimula la fagocitosis en la defensa frente a las infecciones.

Al actuar sobre la envoltura celular del tejido conectivo, obliga a eliminar de ellos los uratos.

Es el remedio principal de la supuración, fístulas óseas, caries y orzuelos. Indicada en enfermedades de uñas y cabellos, el raquitismo, adenitis e induraciones ganglionares, procesos de cicatrización tórpida, alteraciones vasculares de distensión (varices, hemorroides).

Activa la resorción de hematomas y derrames, reduce los niveles sanguíneos de ácido úrico, y hace frente al aspecto avejentado. Decisivo en la sudoración nocturna, desnutrición y poca resistencia.

Acondicionador y limpiador del organismo, eliminador de toxinas.

Actúa en huesos y articulaciones.

Está indicada en organismos debilitados, y personas irritables y agitadas.

En organismos debilitados que tienen síntomas parecidos a una parálisis.

Cuando los reflejos están exaltados.

ESPECIALIDAD

Dermatología, Pediatría, ORL.

TIPOLOGÍA

Personas delgadas, débiles, desmineralizadas, mal nutridas.
Frioleros con falta de calor vital.
Uñas con manchas blancas, se rompen con facilidad.
La cabeza y sobre todo los pies les sudan mucho.

Gran tendencia a la supuración.

En las mujeres frío glacial antes y durante la menstruación, y que presentan a la vez un estreñimiento importante.

Deseos de alimentos fríos.

Irritabilidad y sensación dolorosa al tacto.

Picor en la cabeza, párpados, barbilla, espalda, cadera, hombros y extremidades.

Niños: Escrofulósicos (adenopatía tuberculosa que se localiza en el cuello), raquíticos con fontanelas y suturas abiertas. Abdomen distendido, cabeza con frente voluminosa, ojos vivos y brillantes. Ganglios cervicales indurados y un rosario costal pronunciado. Delgados, enfermizos, raquíticos. Dificultades escolares, surmenage.

Psíquico: Personas despiertas, pero tímidas, falta de confianza en sí mismas.

Miedo al fracaso en el terreno intelectual, donde paradójicamente se desenvuelven bien.

Tienden a la ansiedad, angustia de anticipación.

Propensas a la avaricia.

Les falta energía, se cansan enseguida.

Muy nerviosas, irritables, testarudas.

Sumisos, pusilánimes.

La supresión de sudores hace aparecer trastornos, especialmente suprimir el sudor de los pies.

Trastornos después de vacunaciones, especialmente antivariólica.

MODALIDADES

EMPEORAMIENTO: Con el frío y con la humedad.

Con las corrientes de aire.

Con la luna nueva y con la llena.

Por la mañana.

Acostado sobre el lado izquierdo.

Empeora con el movimiento.

Con los alimentos calientes, carne y leche materna.
Con el alcohol.
MEJORÍA: Con el calor y el tiempo seco.
Con paños calientes.

CAUSAS: Agotamiento intelectual.
Vacunas, sobre todo la antivariólica y la BCG
Supresión de la transpiración de los pies.
Enfriamientos bruscos de la cabeza.
Supuraciones.
EXCRECIONES: Purulentas y fluidas.

SENSACIONES: De espinas, astillas, o alfileres en los tejidos.
De un pelo en la lengua.
De frío en las regiones afectas.
De frío glacial generalizado antes de y durante la menstruación.

SÍNTOMAS GENERALES: Ausencia de reacción física.
Con las fontanelas abiertas.
Que les suda mucho la cabeza.
Padecen procesos supurativos de larga evolución.
Hipersensibilidad al frío: tendencia a los enfriamientos de repetición, con supuración.
Dolor de espalda durante la lactancia.
Dolor de cabeza que empieza en la nuca y se fija en el ojo derecho.

INDICACIONES
Sangre y aparato circulatorio:
Anemia.
Palpitaciones intensas después del movimiento, e incluso en estado de reposo.
Cardiopatías.

Aparato respiratorio:
Bronquitis crónica.
Neumonía.

Tuberculosis pulmonar.
Tos infantil con sudores nocturnos.
Carraspera.
Tos irritativa.
Esputos abundantes.

Ojos:
Orzuelos.
Fístula en el lagrimal.
Blefaritis.
Úlceras de córnea.
Cataratas.
Ambliopía.
Neuralgias oculares.
Visión de moscas volantes.

ORL:
Inflamación del oído medio.
Ruidos de gritos.
Otitis supurada.
Sordera que se despeja después de un carraspeo fuerte.
Punta de la nariz roja.
Catarro nasal crónico.
Picazón intensa en la punta de la nariz.
Herpes en las ventanas de la nariz.
Anginas de repetición.
Aumento del volumen del tiroides.
Úlceras en la lengua.
Faringitis crónica.
Otitis aguda y crónica. Ocena.
Sinusitis. Sordera.
Grietas en las comisuras labiales; hinchazón de la cara en las odontalgias.
Forúnculos en la nariz. Epistaxis.
Abscesos del oído; otalgia; hipoacusia peor en luna llena.
Dentición difícil.

Abscesos de repetición en la boca.

Sistema nervioso:
Vértigo.
Cefalalgias con vértigo.
Cefalalgias por hambre.
Dolor de cabeza agravado por el ruido, el ejercicio y la luz.
Calambre en los brazos.
Epilepsia.
Histeria.
Neuralgias.
Temblor en los miembros.

Piel y anexos:
Cuero cabelludo muy sensible.
Alopecia.
Pústulas dolorosas.
Panadizos en las uñas.
Uñas frágiles y con manchas blancas.
Mal olor en los pies.
Sudor profundo en las axilas.
Acné.
Pápulas, úlceras, tumores.
Grietas.
Hinchazón de los ganglios linfáticos.
Lepra.
Gangrena.
Hidropesía.
Supuración de las glándulas sebáceas.

Riñón y vías urinarias:
Uretritis crónica.
Arenilla en los riñones.
Incontinencia de orina.
Varicocele.
Orina con pus.

Órganos reproductores:
Eretismo sexual.
Gonorrea.
Escozor y sudor en el escroto.
Prostatitis.
Emisión espontánea de semen.
Menstruación anticipada, pero escasa.
Ardor en el pubis.
Ninfomanía.
Leucorrea.
Quistes en la vagina.
Esterilidad.
Metrorragia al bañarse en aguas frías.
Mamas dolorosas en el embarazo.
Mastitis.
Pezones agrietados y ulcerados.

Sistema óseo y articular:
Ataxia locomotriz.
Coxalgia.
Mal de Pott. Osteítis con esquirlas.
Raquitismo.
Reumatismo crónico
Niños con fontanelas abiertas.
Dolencia entre los hombros.
Irritabilidad en el recorrido espinal.
Enfermedades de la cadera.
Sinovitis de la rodilla con hinchazón.
Pies exageradamente delicados.
Agarrotamiento de las manos al escribir.
Piernas y brazos pesados.
Dolor en el hombro y brazo por las noches.
Espasmos dolorosos en pies y manos después de un paseo prolongado.
Sensibilidad de la espalda al frío.

Alteraciones psicológicas:
Carece de confianza en sí mismo, inseguro, sabe que puede lograr lo que se propone, está preparado para lograrlo y sin embargo teme quedar mal.
Apocado, cobarde, dócil, flojo. Se reprocha a sí mismo, se siente culpable. Avaro.
Timidez de aparecer en público.
No tolera el consuelo; el consuelo lo agrava, lo hace llorar más y riñe.
Impaciente, malhumorado, obstinado, se ofende fácilmente.
Más irritable después del coito.
Trastornos de la atención.
Teme a los alfileres y las agujas.
Sobresaltos fáciles, los ruidos o el tocarlo lo sobresaltan.
Trastornos por sustos.
Dificultad para concentrarse, el esfuerzo mental lo agrava, más después de mediodía.
Leer le deja postrado mentalmente.
Puede caer en la más profunda confusión mental.
Concienzudo, escrupuloso y puntual en lo que hace, aún en cosas sin importancia.
Muy sensible a los ruidos, aún a los más leves, llora fácilmente.
Sonambulismo en luna llena y nueva; habla dormido, llora y ríe.
Necesitan reflexionar, pero no pueden hacerlo.
Insomnio. Habla en sueños.
Sacudimiento de los miembros mientras duerme.
Pesadillas.

Sistema digestivo:
Diarrea fétida.
Estreñimiento, heces como de oveja.
Útil para expulsar la solitaria.
El lactante vomita después de mamar.
Dispepsia con eructos ácidos.
Vómitos matutinos.

Aversión a la carne y los alimentos calientes.
Hambre excesiva.
Fístula anal.

Piel y anexos:
Impurezas de la sangre, granos.
Falta de brillo en el cabello.
Uñas que se rompen.
Supuraciones cutáneas: abscesos, forúnculos,
Ántrax a término, para acabar con la supuración.
Fístulas crónicas.
Quistes sebáceos.
Hiperhidrosis.
Picor general.
Mala cicatrización.
Ganglios inguinales.
Abscesos.
Fístulas del canal lagrimal.
Adenopatía.
Fisura anal.
Furunculosis.
Inflamación e infección de los dedos cerca de la uña (panadizos).
Sífilis. Verrugas.

Otros:
Hipersensibilidad al frío y a los enfriamientos bruscos.
Desmineralización en ancianos.
Esclerosis arterial.
Cefaleas.
Bulimia.
Cáncer.
Cólera infantil.
Convulsiones.
Dismenorrea.
Efectos indeseables de la vacunación.
Helmintiasis (parásitos).

Hemicránea derecha.
Hidrocele.
Metritis.
Neurastenia.
Orzuelo. Piorrea.
Problemas del crecimiento.
Propensión a la supuración.
Sonambulismo.
Tumores mamarios.
Úlcera varicosa.
Vértigos.
Sudores copiosos en la cabeza.
Enfermedad de Addison.

Otras supuraciones: Otitis, sinusitis, bronquitis. Supuraciones crónicas.

SIGNO DEL ZODIACO
Sagitario.

SAL NÚMERO 12

CALCÁREA SULPHURICA o Calcium sulphuricum
Sulfato de calcio, CS

Su contenido en azufre le hace idóneo como depurativo, tanto a nivel de la piel como hepático.

Lo encontramos en cantidades importantes a nivel de la vesícula biliar y su carencia produce una deficiencia en los mecanismos de eliminación de impurezas y toxinas, acumulándose éstas en los depósitos naturales, como pueden ser las mucosas nasales y la piel. Las consecuencias son primordialmente una gran proliferación en enfermedades de la piel.

Limpiador de la naturaleza y el mejor agente purificador.
Purificador de la sangre.
Actúa sobre el tejido conjuntivo.
Es un constituyente esencial de los huesos; absolutamente necesaria en los procesos de convalecencia.
Es remedio de la supuración sobre todo crónica y con secreciones amarillentas e irritantes y en catarros de todas las mucosas.
Se encuentra en los ajos, los puerros, berros, mostaza, almendras, patatas y leche.

ESPECIALIDAD
Dermatología, reumatología, respiratorio, ORL.

TIPOLOGÍA
Persona a la que le queman las plantas de los pies.
Con eczemas supurantes.
Fístulas con pus amarillento y espeso.

MODALIDADES
EMPEORA: Tras el trabajo.
Después de bañarse.
Con la humedad.
Desea el aire libre pero le hace daño, igual le daña el calor y el frío.
MEJORA: Desea igual dulces y salados, bebidas frías.

OTROS SÍNTOMAS: Exudación purulenta de los casos serosos.
Proceso supurativo después de descargar mucosa amarilla y espesa.
Lengua fofa y de color amarronado.

INDICACIONES:
Ojos:
Inflamación con secreción amarilla espesa.
Úlceras en la córnea.
Retinitis.
Queratitis.
Punzadas en los párpados.

ORL:
Sordera con secreción, alguna vez mezclada con sangre.
Granos alrededor del oído.
Secreción nasal purulenta.
Epistaxis.
Bordes doloridos en la nariz.
Anginas con pus.
Fauces hinchadas.
Ulceración de los labios.
Gusto agrio y picante.

Sangre y aparato circulatorio:
Pericarditis.

Aparato respiratorio:
Estados catarrales crónicos con pus.
Trastornos pulmonares crónicos.
Moco amarillo, espeso.
Tos con esputos purulentos.
Ronquera tenaz.
Tos intensa en los niños.

Riñón y vías urinarias:
Cistitis.
Inflamación de la vejiga con supuración.
Orina roja.
Nefritis.

Piel y anexos:
Eczema e inflamación glandular.
Secreción purulenta de sacos serosos.
Supuraciones espesas y amarillas.
En secreciones purulentas de las membranas mucosas.
Granos, acné juvenil.
Irritación labial. Procesos dérmicos de lenta evolución.

Abscesos y supuraciones cuando se abren.
Ganglios y glándulas hipertrofiadas y duras.
Sabañones.
Herpes, abscesos, heridas, golpes.
Ganglios supurados, dermatitis.
Indicada en abscesos (acumulación de pus) que se abren.
Fístulas con pus amarillento y espeso.

Alteraciones psicológicas:
Ansiedad.
Celoso.
Tiene miedo de morir y miedo a la oscuridad.
Ausencias de la memoria.
Sueño durante el día.
Insomnio nocturno.

Sistema digestivo:
Previene que el jugo gástrico disuelva las paredes del estomago, su deficiencia favorece la aparición de ulceras.
Deseos de fruta, té y ácidos.
Dolor en el paladar cuando come.
Diarrea purulenta mezclada con sangre.
Diarrea con el cambio de tiempo.
Dolor en la región del hígado.

Sistema reproductor:
Gonorrea.
Absceso de próstata.
Menstruación tardía y prolongada.
Mastitis.

Otros:
Supuraciones crónicas.
Reumatismos localizados con infecciones focales en la región nasofaríngea y ótica.
Eczema e hinchazón (inflamación) glandular.

Purifica la sangre.
Heridas que tardan en curar por la supuración continua.
Epilepsia.
Desviaciones en la columna.
Útil en problemas de ovarios y de próstata.
Viruela en etapa de supuración.
Caries dentales, fístulas anales supuradas.
Quemaduras, ulceración de la córnea.

SIGNO DEL ZODIACO:
Escorpio.

OBSERVACIONES
Estimulante del metabolismo mesenquimatoso (del tejido conjuntivo).
Activa la curación de heridas que supuran.

DICCIONARIO DE ENFERMEDADES

ÁCIDO ÚRICO
Kalium sulfuricum
Natrium phosphoricum
Silicea

ACNÉ
Natrium chloratum (muriaticum)
Silicea

ADDISON, *Enfermedad de*
Natrium muriaticum

AFTAS-BOCA (*Infección-inflamación*)
Kalium chloratum
Natrium phosphoricum

AFONÍA
Ferrum phosphoricum

ALCOHOLISMO
Natrium sulphuricum

ALERGIAS
Natrium chloratum, muriaticum
Natrium sulphuricum

AMENORREA
Kalium muriaticum, phosphoricum, sulphuricum.
Natrium muriaticum
Calcarea phosphorica

AMIGDALITIS
Kalium chloratum

Natrium clhoratum, muriaticum

ANEMIA
Ferrum phosphoricum
Calcárea Phosphorica
Kalium phosphoricum
Silicea

ANGINA DE PECHO
Magnesia phosphorica
Ferrum phosphoricum
Kalium phosphoricum

ANSIEDAD
Kalium phosphoricum
Magnesium phosphoricum

ARTERIOESCLEROSIS
Calcium fluoratum
Silicea

ARTRITIS
Natrium chloratum
Natrium phosphoricum
Magnesia phosphorica
Silicea
Calcarea phosphorica
Calcarea Fluorica

ARTROSIS
Calcium phosphoricum
Silicea
Natrium chloratum, muriaticum

ASMA BRONQUIAL
Magnesium phosphoricum

Kalium muriaticum
Calcarea phosphorica
Natrium sulphuricum

BRONQUITIS
Ferrum phosphoricum
Kalium muriaticum
Calcarea sulphurica
Natrium sulphuricum

CABELLO (caída)
Silicea

CABELLO (seborrea)
Natrium chloratum (muriaticum)

CADERA, Enfermedad de
Calcarea phosphorica
Silicea
Natrium Phosphoricum

CÁLCULOS BILIARES
Natrium sulphuricum
Calcarea phosphorica
Magnesia phosphorica

CÁLCULOS RENALES
Natrium chloratum (muriaticum)

CATARROS
Ferrum phosphoricum
Kalium muriaticum, sulphuricum, phosphoricum
Calcarea sulphurica

CERVICALGIA
Magnesium phosphoricum

Ferrum phosphoricum
Kalium phosphoricum
Magnesia phosphorica
Silicea
Calcarea phosphorica

CIÁTICA
Kalium phosphoricum
Magnesia phosphorica
Natrium muriaticum

CIRROSIS HEPÁTICA
Natrium sulphuricum

COLESTEROL
Natrium sulphuricum

CONJUNTIVITIS
Kalium chloratum

CURAS DEPURATIVAS
Kalium phosphoricum

DEFATIGANTES
Kalium phosphoricum

DEFENSAS
Ferrum phosphoricum
Silicea

DELGADEZ
Natrium chloratum (muriaticum)

DEMENCIA SENIL
Kalium phosphoricum
Silicea

DERMATOSIS
Silicea

DESMAYO O LIPOTIMIA
Natrium chloratum (muriaticum)

DIABETES
Kalium phosphoricum
Natrium muriaticum
Kalium sulphurico, phosphoricum
Calcarea phosphoricum y sulphuricum
Ferrum phosphoricum

DIARREA
Natrium sulphuricum
Kalium muriaticum y sulphuricum
Calcarea shuphuricum

DIENTES, *Problemas*
Magnesia phosphoricum
Calcarea phosphorica y fluorica

DISMENORREA
Calcarea phosphoricum
Magnesia phosphoricum
Kalium phosphoricum
Ferrum phophoricum

DISPEPSIAS (*digestiones pesadas*)
Magnesium phosphoricum
Natrium sulphuricum

ECCEMA SEBORREICO
Natrium chloratum (muriaticum)

EDEMAS

Natrium silphuricum
Natrium chloratum (muriaticum)

EPILEPSIA

Kalium muriaticum, phosphoricum
Magnesia phosphoricum
Silicea
Natrium phosphoricum
Ferrum phosphoricum

ESCLEROSIS MÚLTIPLE

Magnesium phosphoricum
Kalium phosphoricum

ESPALDA, *Dolores*

Silicea
Ferrum phosphoricum
Kalium phosphoricum
Calcarea phosphoricum
Magnesia phosphoricum
Natrium muriaticum, sulphuricum, phosphoricum

ESPASMOS

Ferrum phosphoricum
Kalium phosphoricum
Magnesia phosphoricum
Calcarea phosphoricum

ESTREÑIMIENTO

Magnesium phosphoricum
Natrium chloratum (muriaticum)

FARINGITIS

Ferrus phosphoricum
Natrium phosphoricum

FIEBRE
Natrium phosphoricum
Ferrum phosphoricum
Kalium muriaticum, suklphuricum, phosphoricum

FÍSTULA ANAL
Calcarea phosphoricum, sulphiricum

FLATULENCIAS
Magnesium phosphoricum

FORÚNCULOS
Kalium sulphuricum

GASTRITIS
Natrium phosphoricum

GOTA
Natrium phosphoricum

GRIPE
Natrium sulphuricum

HEMORRAGIAS
Ferrum phosphoricum
Kalium muriaticum, phosphoricum
Calcarea sulphurica, fluorica

HEMORROIDES
Natrium chloratum, muriaticum
Ferrum phosphoricum
Kalium muriaticum, phosphoricum
Calcarea phosphorica, fluorica
Silicea

HEPATOPATIAS
Natrium sulphuricum, phosphoricum, muriaticum
Natrium muriaticum, phosphoricum
Calcarea sulphurica
Kalium Sulphiricum
Silicea

HERNIA DE HIATO
Kalium phosphoricum
Natrium chloratum (muriaticum)
Natrium phosphoricum

HERPES SIMPLE Y ZOSTER
Kalium phosphoricum
Magnesium phosphoricum

HIPERTENSIÓN
Natrium chloratum (muriaticum)
Natrium sulphuricum

HIPO
Magnesia phosphorica
Natrium muriaticum

HIPOTENSIÓN
Kalium phosphoricum

HISTERIA
Kalium phosphoricum
Natrium muriaticum

HONGOS
Natrium chloratum
Natrium phosphoricum

IMPOTENCIA SEXUAL

Kalium phosphoricum

INAPETENCIA-ANOREXIA
Natrum chloratum

INSOMNIO
Magnesia phosphorica
Ferrum phosphoricum
Kalium phosphoricum

LITIASIS RENAL
Natrium phosphosricum, sulphuricum

MENSTRUACIÓN, *dolores y problemas*
Ferrum phosphoricum
Kalium muriaticum, phosphoricum
Magnesia phosphoricum
Natrium muriaticum, sulphoricum
Calcarea phosphorica, fluorica, sulphurica

MUELAS, *dolor*
Magnesium phosphoricum
Kalium muriaticum, phosphoricum, sulphuricum
Natrium muriaticum
Silicea
Calcarea phosphorica, fluorica

NEUMONÍA
Ferrum phosphoricum
Kalium muriaticum, sulphiricum
Natrium muriaticum
Silicea

NEURALGIAS
Kalium muriaticum, phosphoricum
Ferrum phosphoricum

Magnesia phosphorica
Natrium muriaticum, phosphoricum, sulphuricum
Calcarea phosphorica

OTITIS
Ferrum phosphoricum
Kalium muriaticum, phosphoricum
Calcarea sulphurica, phosphorica
Magnesia phosphorica

QUEMADURAS
Kalium muriaticum
Calcarea sulphirica
Natrium phosphoricum, muriaticum

REUMATISMO
Ferrum phosphoricum
Kalium muriaticum, phosphoricum, sulphuricum
Magnesia phosphorica
Natrium muriaticum, sulphuricum
Calcarea phosphorica
Natrium phosphoricum

RONQUERA
Ferrum phosphoricum
Kalium muriaticum, phosphoricum, sulphuricum
Silicea

SOMNOLENCIA
Natrium phosphoricum, muriaticum, sulphuricum
Calcarea phosphorica

TOS
Ferrum phosphoricum
Kalium muriaticum, phosphoricum, sulphuricum
Magnesia phosphorica

Calcarea fluorica, phosphorica
Silicea

TUMORES
Kalium phosphoricum, sulphuricum
Natrium muriaticum
Ferrum phosphoricum
Calcarea fluorica, sulphurica, phosphorica
Silicea, Natrium phosphoricum

ÚLCERAS
Silicea
Kalium muriaticum, sulphuricum, natrium phosphoricum
Calcarea phosphorica, sulphurica

VÉRTIGO
Ferrum phosphoricum
Kalium phosphosricum, sulphuricum
Natrium sulphuricum, phosphoricum
Magnesia phosphorica

VÓMITOS
Silicea
Ferrum phosphosricum
Kalium phosphoricum, muriaticum
Natrium muriaticum, phosphoricum
Calcarea fluorica, phosphorica

FRASES CÉLEBRES RELACIONADAS

1. La terapéutica debe ayudar a la fuerza regeneradora de la naturaleza. (Hipócrates)
2. Si las grandes verdades hubieran tenido que esperar el voto favorable de la mayoría, nunca se hubieran conocido. (Leviatán, de Thomas Hobbes 1588-1677)
3. Contra cada padecimiento crece una planta. (Paracelso. Siglo XVI)
4. Que tu alimento sea tu medicina y tu medicina tu alimento. (Hipócrates)
5. Alejado el hombre de la naturaleza progresivamente pierde su salud. (Manuel Lezaeta)
6. La sabiduría se encuentra en la naturaleza, no en los laboratorios. (Manuel Lezaeta).
7. Durante la crisis, ni inmediatamente después de concluida, no excites movimiento alguno, sino deja descansar al enfermo. (Hipócrates)
8. El naturismo es tan antiguo como la Creación, pero solo ha llegado a tomar beligerancia en nuestros días para defender a la humanidad de la ofensiva diabólica de la Teoría Microbiana que atribuye a los microbios la mayoría de las dolencias del hombre. (Manuel Lezaeta).
9. En lugar de estudiar alimentación y desintoxicación del cuerpo humano, hemos estudiado gérmenes... El mundo está en un camino errado. Libremos al cuerpo de sus toxinas y alimentémoslo correctamente y estará hecho el milagro de la salud. (Dr. Arbuthnot Lan).
10. Es increíble como el hombre deposita su fe ciega más en los médicos que en la Sabiduría de Dios en la Naturaleza. (A.Vogel).
11. El negocio de la salud con el hombre empieza con el ginecólogo en el nacimiento y acaba en el enterrador.
12. La razón principal por la que muchos mueran prematuramente, incluso después de haber adoptado, más o menos, un estilo de vida sano, es que malgastan sus energías. Es probable que piensen que porque coman bien, no hay límite para

sus energías: pueden recorrer distancias inauditas, trabajar muchas horas, trabajar más que nadie, arreglárselas sin dormir lo suficiente y no sufrir las consecuencias. Algunos, se esfuerzan tanto en ponerse bien que siguen estando enervados. (Dr. Herbert M. Suelto)

13. La mesa ha matado más gente que las guerras. (DeMaistre)

14. El cáncer desaparecerá cuando ya no sea negocio. (Anónimo)

15. La medicina es el arte de distraer al paciente, mientras la naturaleza lo va curando. (Edgar A Torres Chaparro Duitama-Boyacá- Colombia)

16. Todo lo que no es natural es imperfecto. (Napoleón)

17. No los remedios, sino la naturaleza es la que cura, consistiendo la virtud de aquellos en ayudar a ésta. (Hipócrates)

18. La investigación de las enfermedades ha avanzado tanto que cada vez es más difícil encontrar a alguien que esté completamente sano. (Aldous Huxley)

19. Cuando un médico recomienda a un enfermo que cambie de aires es que no sabe qué hacer con él. (Anónimo)

20. El 30% de los alimentos que consumimos nos mantiene vivos; con el 70% se mantienen vivos los médicos. (Anónimo)

21. El hombre pasa la primera mitad de su vida estropeándose la salud, y la segunda mitad curándose. (Joseph Leonard)

22. Cuando estamos sanos, todos tenemos buenos consejos para los enfermos. (Terencio)

23. Los mejores médicos del mundo son: el doctor dieta, el doctor reposo y el doctor alegría. (Jonathan Swift)

24. Una parte importante de la curación consiste en querer ser curado. (Lucio Anneo Séneca)

25. La mejor medicina es un ánimo gozoso. (Salomón)

26. Los médicos meten drogas que no conocen en un cuerpo que conocen todavía menos. (François Marie Arouet)

27. El médico que a la vez no es un filósofo no es ni siquiera médico. (José de Letamendi)

28. Si podéis curar, curad, si no podéis curar, calmad, y si no podéis calmar, consolad. (Augustu Murri)

29. Médicos. Hombres de suerte. Sus éxitos brillan al sol... y sus errores los cubren la tierra. (Michel Eyquem de Montaigne)

30. Sólo son jóvenes los que se encuentran bien. (François Marie Arouet)

31. Casi todos los hombres mueren de sus remedios, no de sus enfermedades. (Jean-Bapptiste Poquelín Molière)

32. Trabaja como si tuvieras que vivir siempre y come como si tuvieras que morirte mañana. (Provervio árabe)

33. Poca gente domina el arte de saber envejecer. (Duque de La Rochefoucauld)

34. Tragar el medicamento y descuidar la dieta es la forma de hacer fracasar la medicina. (García- Lomas)

35. De noventa enfermedades, cincuenta las produce la culpa y cuarenta la ignorancia. (Anónimo)

36. Si no pudiesen contar sus enfermedades, hay muchos que no estarían enfermos. (Santiago Rusiñol)

CURACIÓN CON AMINOÁCIDOS

Adolfo Pérez Agustí

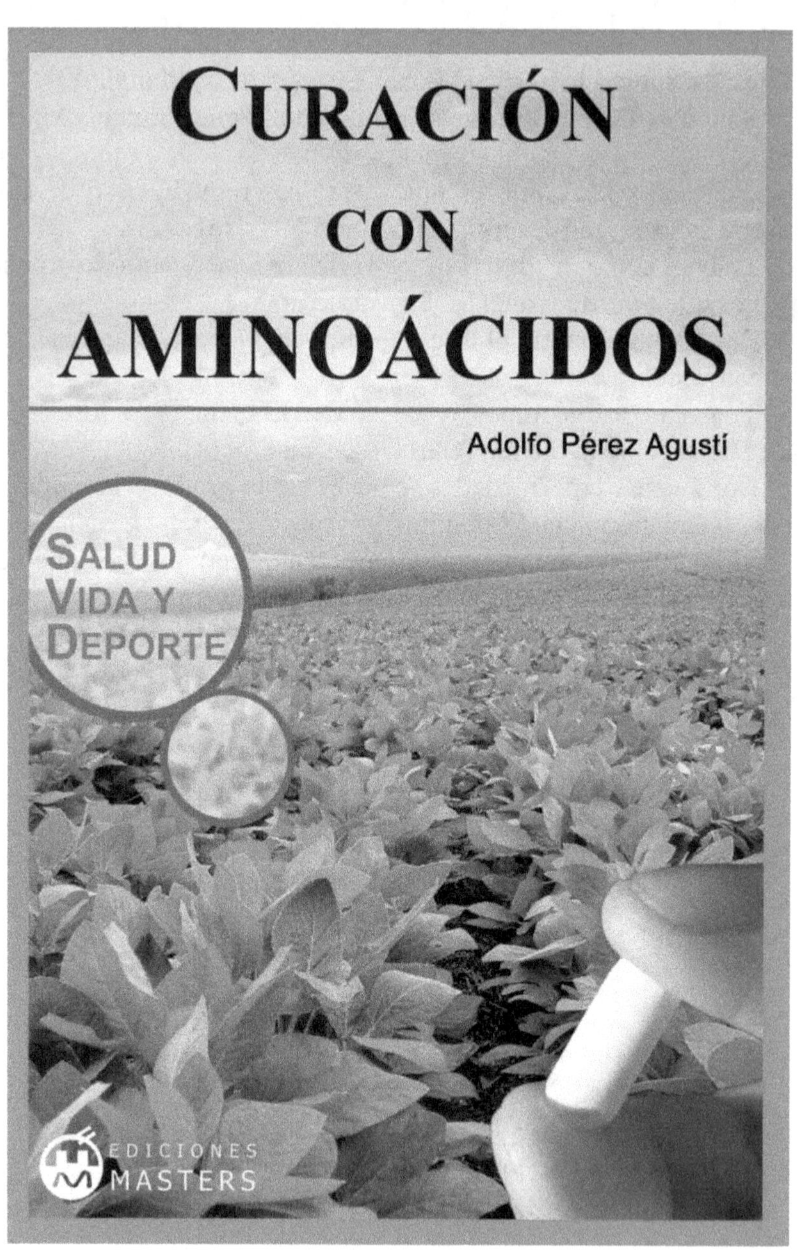

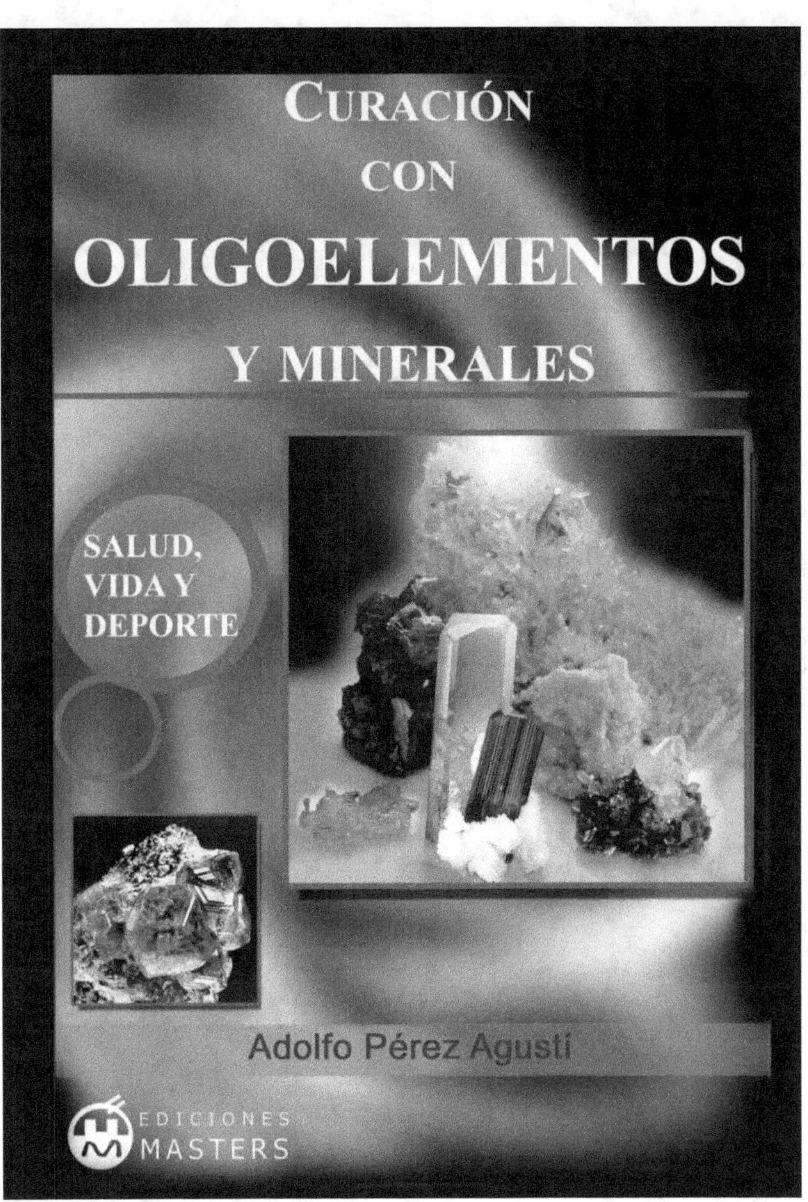

CURACIÓN
CON
OLIGOELEMENTOS
Y MINERALES
SALUD,
VIDA Y
DEPORTE
Adolfo Pérez Agustí
EDICIONES
MASTERS

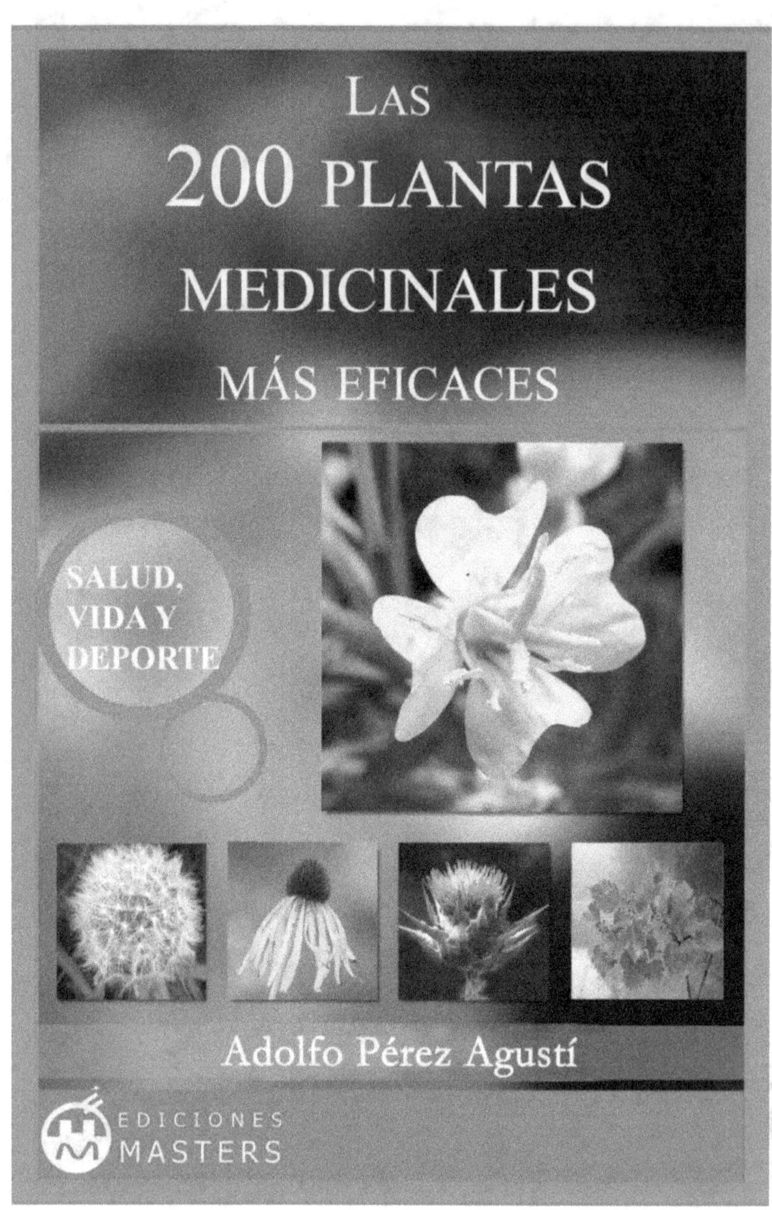

LAS
200 PLANTAS
MEDICINALES
MÁS EFICACES

SALUD,
VIDA Y
DEPORTE

Adolfo Pérez Agustí

EDICIONES
MASTERS

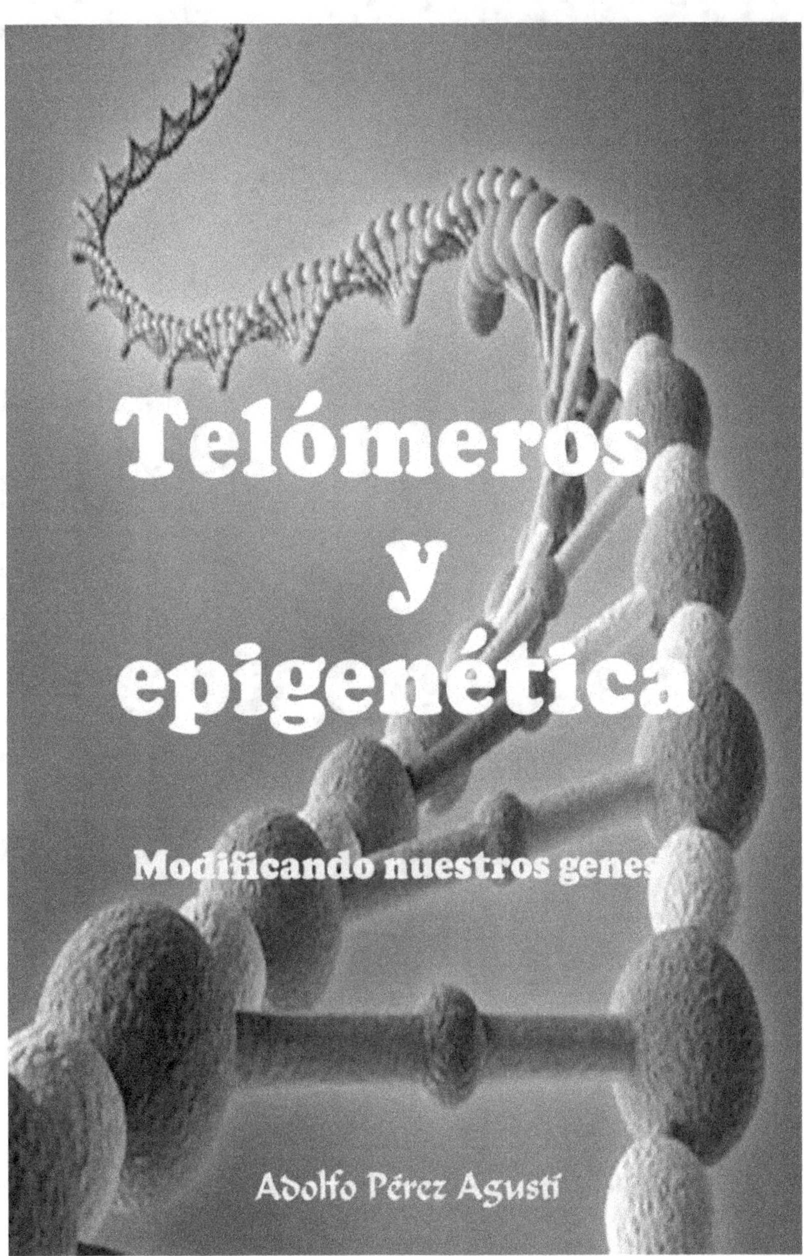

Telómeros
y
epigenética
Modificando nuestros genes
Adolfo Pérez Agustí